Holger Rupprecht
Präklinisches Management des Polytraumas

Meiner Mutter gewidmet

Holger Rupprecht

Präklinisches Management des Polytraumas

2., aktualisierte Auflage

Verlagsgesellschaft Stumpf & Kossendey m.b.H., Edewecht • Wien

Anschrift des Verfassers:
Prof. Dr. med. Holger Rupprecht
Oberarzt der Chirurgischen Universitätsklinik
Maximiliansplatz
91054 Erlangen

CIP-Titelaufnahme der Deutschen Bibliothek:

Rupprecht, Holger:
Präklinisches Management des Polytraumas / Holger Rupprecht.-
2., aktualisierte Aufl. - Edewecht : Stumpf und Kossendey, 1998
       ISBN 3-923124-93-7

Vorwort

Polytraumatisierte Patienten stellen für den Notarzt und das Rettungspersonal die größte Herausforderung dar, gilt es doch, eine Kombination von mehreren Einzelverletzungen oftmals simultan zu versorgen.
Das richtige Einschätzen der Verletzungsschwere und die Reihenfolge
der Behandlung der verschiedenen Verletzungsmuster je nach Dringlichkeitsstufe sind entscheidend für die suffiziente Versorgung. Ein
ganz wichtiger Aspekt sind in diesem Zusammenhang die sogenannten »diagnostischen Fallgruben«, die vor allem dem noch Unerfahre-
nen zum Verhängnis werden können. Dabei lenken scheinbar schwere
Verletzungen von vitalen Zuständen ab, die dann häufig zu spät oder
unzureichend behandelt werden.

Nicht zuletzt deswegen müssen teilweise dramatische, sogar grauen-
hafte Bilder dargestellt werden. Es handelt sich weitgehend um direkt
beim Einsatz fotografierte Vorgänge - geringfügige Abstriche an foto-
grafischer »Studioqualität«, für die erfahrene Fachleute Verständnis
haben werden, wurden daher zugunsten der Authentizität und Einma-
ligkeit der Darstellungen bewußt in Kauf genommen. Ein Buch über
Polytraumata kann und darf nicht beschönigen, will man ja die Realität
den Lesern möglichst nahe bringen. Auch um einen gewissen Gewöh-
nungseffekt zu erzielen, dürfen Einsatzbilder nicht »entschärft« werden. Eine Rücksicht auf empfindliche Leser ist unangebracht; die
Realität nimmt auch keine Rücksicht und fordert vom Ersthelfer ihren
Tribut.

Daher darf sich in diesen dramatischen Situationen keiner in seiner
Arbeit behindern lassen; jedes Zögern bezahlt letztlich das Unfallopfer
mit körperlichen Schäden oder sogar mit seinem Leben.

In diesem Sinne möge dieses Buch dazu beitragen, vielen Verletzten
besser zu helfen. Aufgrund der Resonanz und dem damit demonstrier-
ten Wissensbedarf an der präklinischen Schwerverletztenversorgung
erscheint dieses Buch bereits in zweiter Auflage. Bei der Überarbeitung
wurden neue Erkenntnisse der Notfallmedizin berücksichtigt.

Bei der Erstellung des Buches wurde ich freundlicherweise von Freunden und Kollegen mit fachlicher Beratung und Bildmaterial unterstützt. Mein besonderer Dank gilt diesbezüglich meinen Freunden, Herrn Brandoberamtsrat a.D. Georg Hopp und Oberarzt Priv.-Doz. Dr. Michael Buchfelder. Für die ausgezeichneten Zeichnungen gilt mein Dank Herrn Dr. med. K. Günther. Außerdem darf ich mich für die Überlassung von eindrucksvollem Bildmaterial bei Herrn Professor Dr. H. Beck, bei Herrn Oberarzt Dr. P. Leonhardt sowie Herrn Oberarzt Dr. H. Strauss und nicht zuletzt bei der Freiwilligen Feuerwehr Cadolzburg bedanken.

Auch allen anderen Kollegen der Klinik, Freunden und Kameraden der Rettungsdienste und der Feuerwehr, darf ich für die Unterstützung jeglicher Art meinen Dank aussprechen.

Prof. Dr. med. Holger Rupprecht

Inhalt

| Vorwort | 5 |
| Inhalt | 7 |

1.	Technische Unfallrettung	9
2.	Vitaldiagnostik	23
3.	Freihalten der Atemwege	33
4.	Intravenöse Zugangswege	39
5.	Unterkühlung beim Polytraumatisierten	45
6.	Schädelhirntrauma	53
7.	Halsverletzungen	73
8.	Thoraxverletzungen	81
9.	Bauchverletzungen	103
10.	Verletzungen der Wirbelsäule	115
11.	Beckenfrakturen	121
12.	Frakturen	125
13.	Amputationen	133
14.	Polytrauma im Kindesalter	137
15.	Trauma - Geburt - Schwangerschaft	151
16.	Verbrennungen	165
17.	Reanimation beim Polytrauma	171
18.	Besondere Probleme beim Polytrauma	175

Literatur	181
Register	187
Medikamente	193

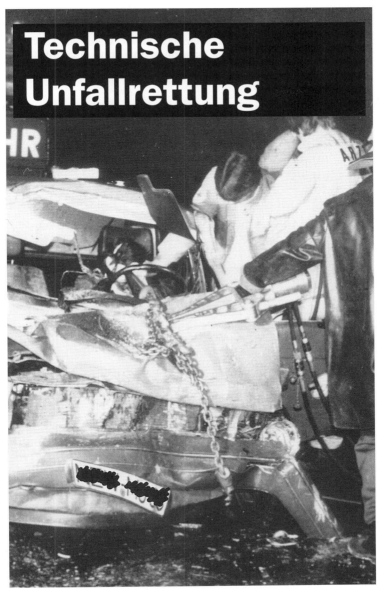

Technische Unfallrettung

Mit dem Spreizer und einer Kette läßt sich das Lenkrad nach vorne ziehen

Die Rettung von eingeklemmten Personen erfordert immer den gleichzeitigen Einsatz von medizinischer **und** technischer Hilfe (Abb. 1). Die
bedrohlichste Situation am Einsatzort liegt vor, wenn das Fahrzeug
bereits brennt (Abb. 2) und der Innenraum oder sogar das Unfallopfer

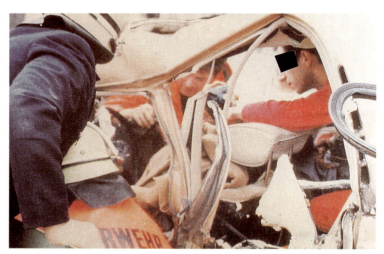

Abb. 1: Rettung eingeklemmter Personen

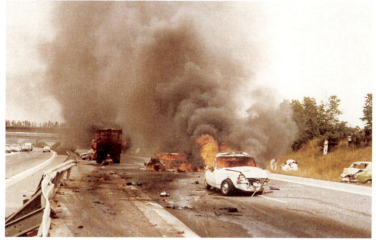

Abb. 2: Das Fahrzeug brennt bereits

Feuer gefangen hat. Sofern noch keine Öffnung zum Fahrzeug besteht (z.B. zerbrochene Scheibe), muß, falls die Türen klemmen, eine Scheibe eingeschlagen werden, um den Verletzten vor dem Verbrennungstod zu retten. Zur Erstickung der Flammen werden ABC-Pulverlöscher verwendet, wobei der Kopf des Betroffenen mit einer Decke oder ähnlichem (z.B. Jacke etc.) geschützt wird, um eine Inhalation der Pulverwolke zu verhindern. Nur bei bereits brennendem Fahrgastraum oder drohender Explosionsgefahr (z.B. brennender, mit Propangasflaschen beladener Lkw) muß die medizinische Versorgung ausnahmsweise außer acht gelassen und die Rettung schnellstens durchgeführt werden (Abb. 3).

Halon- sowie CO_2-Löscher dürfen am Patienten nicht eingesetzt werden; CO_2 verursacht schwere Erfrierungsschäden an Haut und Schleimhäuten, das Halon wirkt sauerstoffverdrängend.

Sind die Flammen noch auf den Motorraum beschränkt, wird die Motorhaube, falls möglich, entriegelt, anschließend einen Spalt weit kurz angehoben und mit dem Pulverlöscher für 2 - 3 sek ein Sprühstoß in den Motorraum abgegeben. Anschließend wird die Motorhaube wieder leicht zugemacht, wobei darauf geachtet werden muß, daß diese nicht ganz einhakt und damit wieder völlig verschlossen ist. Diese Methode hat den Vorteil, daß die Pulverwolke längere Zeit im Motor-

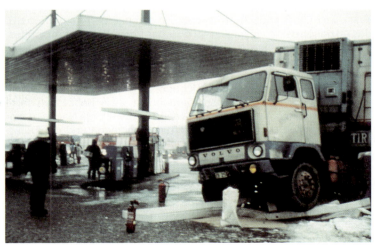

Abb. 3: Hier droht Explosionsgefahr (Einsatzfoto)

raum einwirken kann. Ist eine Entriegelung nicht möglich, wird mit einem Brecheisen die Motorhaube an den Seiten kurz hochgehebelt und durch diesen Spalt mehrere Stöße Pulver eingebracht.

Um eine unnötige Hektik zu vermeiden, sei hier auf einen wichtigen Umstand hingewiesen. Brennt nur der Motorraum, dauert es in der Regel **3 - 4 min**, bis auch der Fahrgastraum Feuer fängt. In dieser Situation kann, besonders bei gleichzeitiger Brandbekämpfung, der Patient zumindest provisorisch versorgt werden, um eine Vital-gefährdung abzuwenden und um zusätzliche iatrogene Schäden zu vermeiden.

Gleichzeitig müssen unbedingt Folgeunfälle durch Sichern der Unfall-stelle verhütet werden. Diese Maßnahme ist eine der vordringlichsten, kommt es doch immer wieder zu folgenschweren Auffahrunfällen wegen unzulänglicher Absicherungen. Besonders an unübersichtlichen Stellen, wie z.B. hinter Kurven, müssen Warndreiecke und/oder Blink-lichter die anderen Verkehrsteilnehmer warnen. Es ist darauf zu achten, daß die Gefahrenzeichen mindestens im Abstand von 400 - 500 m vor der Schadenstelle gesetzt werden, um den Nachfolgeverkehr rechtzei-tig zu warnen. Selbstverständlich sind die Einsatzfahrzeuge optisch auffällig zu gestalten, durch Einschalten des Blaulichtes, der Warn-blinkanlage sowie der Scheinwerfer.

Hat das Unfallfahrzeug noch nicht Feuer gefangen, müssen unbedingt einige wichtige Brandschutzmaßnahmen durchgeführt werden, so z.B. das Abziehen des Zündschlüssels oder das Verstopfen des Auspuffes, um den Motor abzustellen. Ist es möglich, die Motorhaube zu öffnen, werden die Zündkabel abgezogen. Wasser sollte nicht in den Benzin-tank gefüllt werden. Benzin und Wasser verbinden sich nicht, so daß Benzin unvermischt aus dem Tank gepresst wird, sich auf den Boden verteilt und so erst explosionsgefährdend ist. Zwischenzeitlich sollte auch daran gedacht werden, eine eventuell notwendige Nachalarmie-rung durchzuführen, um weitere Rettungsfahrzeuge und die Feuer-wehr mit dem Rettungsspreizer zu Hilfe zu rufen.

Wenn noch Zeit bleibt, kann zur Vermeidung eines Kurzschlusses die Batterie entkoppelt werden, d.h. der Plus- und Minuspol wird abgezo-gen und idealerweise zusätzlich mit Isolierband oder Pflaster um-wickelt, um einen zufälligen Kontakt zu vermeiden. Spätestens zu Beginn des Rettungsspreizereinsatzes muß diese Maßnahme durch-geführt werden.

Vordringen zum Verletzten

Verkeilte Türen machen es häufig unmöglich, den Verletzten umgehend medizinisch zu versorgen. Scheiben sollte man zunächst, wenn es irgendwie zu vermeiden ist, nicht einschlagen, da Glassplitter den Eingeschlossenen zusätzlich verletzen können und auch die Arbeit der Retter stark erschweren (Schnittwunden!). Falls unumgänglich, werden die Scheiben in möglichst weiter Entfernung vom Eingeklemmten zertrümmert, um die Verletzungsgefahr möglichst gering zu halten.

Bei älteren Fahrzeugtypen lassen sich ohne großen Zeitaufwand die großen Front- und Heckscheiben mit einem spitzen Werkzeug (Schraubenzieher, Messer etc.) entfernen. Dabei werden der Blendrahmen und die Gummifassung der Scheibe an einer Stelle so weit herausgehebelt, daß sie gefaßt und aus der Fensteröffnung herausgezogen werden können. Bei neuen Fahrzeugtypen sind die Scheiben aus einbruchstechnischen Gründen so verarbeitet, daß diese Methode nicht anwendbar ist; hier kann mit einem neuartigen Scheibenschneider (»Glas-Master«) in Sekundenschnelle ebenfalls ein Zugang zum Verletzten geschaffen werden (Abb. 4). Mit der Spitze (Spike) des »Glas-Master« wird in der unteren und oberen Mitte der Windschutzscheibe je ein Loch eingeschlagen (Abb. 5). Von diesen Löchern ausgehend wird jeweils nach außen und dann unten gesägt (Abb. 6). Dieser Vorgang wird zur anderen Seite wiederholt. Anschließend kann die

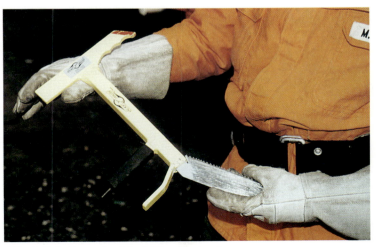

Abb. 4: Scheibenschneider (»Glas Master«)

13

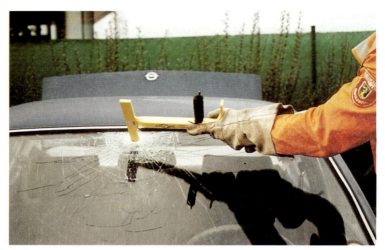

Abb. 5: Spitze (Spike)

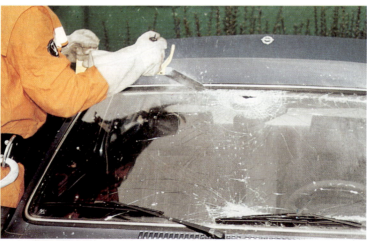

Abb. 6: Von der Mitte nach außen sägen

Scheibe herausgenommen werden. Das Besondere des »Glas-Master« ist, daß beim Ziehen und nicht, wie bei einer normalen Säge, beim Drücken gesägt wird. Daher fliegt der größte Teil der Glassplitter nach

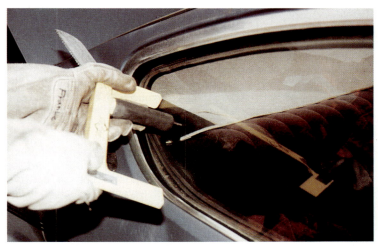

Abb. 7: Ein zusätzlich angebrachter Federkörner zur Zertrümmerung der Heck- und Seitenscheiben

außen (Schutzbekleidung für die Retter!). Trotzdem sollte, wenn möglich, der Verletzte durch eine Decke vor Splittern geschützt werden. Der zusätzlich angebrachte Federkörner kann zum Zertrümmern der Heck- und Seitenscheiben verwendet werden (Abb. 7). Weiterhin kann mit

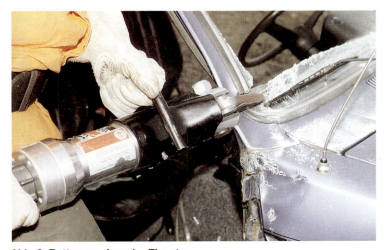

Abb. 8: Rettungsschere im Einsatz

Hebelwerkzeugen (Brecheisen, Wagenhebern etc.) die Türe aufzubrechen versucht werden. Bei schwerer demolierter Fahrzeugfront kann alternativ die Heckscheibe als Zugangsweg benutzt oder auch, wenn vorhanden, das Schiebedach aufgebrochen werden. Wenn die Feuerwehr bereits eingetroffen ist, kommt das ideale Rettungsmittel, der Rettungsspreizer bzw. die Rettungsschere (Abb. 8) zum Einsatz. Mit diesem Gerät lassen sich zügig die Fahrzeugtüren öffnen und sogar das Kabinendach entfernen, um den bestmöglichen Zugang zum Verletzten zu gewähren.

Beim Aufprall wird häufig das Armaturenbrett nach hinten geschoben, wobei die Sitze nach vorne rutschen und sich verkeilen. Dabei wird der Verletzte oft zwischen Lenker und Sitz eingeklemmt, so daß die Atemmechanik stark behindert wird. Durch einfaches Verschieben der Sitze nach hinten läßt sich dadurch oftmals die akute Atemnot beseitigen. Wenn das Verschieben nicht mehr möglich ist, hilft u.U. ein gewaltsames Herausbrechen der Arretierung mit der Brechstange, auch wenn das im Regelfall nur einseitig (Türseite) geschehen kann. Lassen sich die Sitze absolut nicht mehr mit einfachen technischen Mitteln bewegen und besteht akute Gefahr für den Patienten wegen einer ausgeprägten Ateminsuffizienz, so kann das Aufschlitzen der Rückenpolsterung und das Entnehmen von Füllmaterial wenigstens so viel freien Raum schaffen, daß die Atembewegung wieder möglich ist.

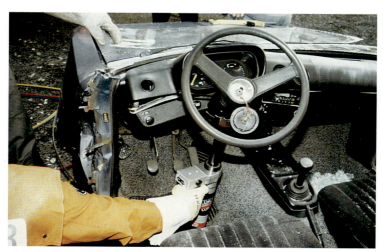

Abb. 9: »Hydraulikstempel«

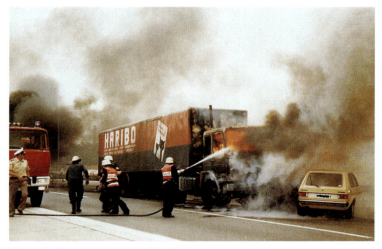

Abb. 10: Einsatz eines Tanklöschfahrzeuges

Es darf auch nicht übersehen werden, daß häufig der Fahrer mit einem oder beiden Füßen zwischen verbogenen Pedalen eingeklemmt ist, so daß vor der Verschiebung des Sitzes nach hinten die Beine befreit werden müssen. Auch in dieser Situation kann idealerweise der Rettungsspreizer zum Einsatz kommen, mit dem Arretierungen noch schneller und sicherer herausgebrochen werden. Mit dem Spreizer und einer Kette läßt sich des weiteren das Lenkrad nach vorne ziehen (s. Titel, S. 9), um weiteren Raum zu schaffen. Mit dem neuesten Rettungsgerät, dem »Hydraulikstempel«, können Lenkrad und Armaturenbrett noch zügiger und gefahrloser angehoben werden (Abb. 9).

Weitere Maßnahmen durch die Feuerwehr
Etwa 300 m vor der Unfallstelle ist der Verkehr aus der Unfallspur herauszuleiten; in der abgesperrten Fläche stehen nur die Einsatzfahrzeuge, wobei es sich empfiehlt, als letztes Fahrzeug ein möglichst leichtes, nicht besetztes Fahrzeug (Pkw, Kombi) aufzustellen. Dieses Fahrzeug soll gewissermaßen als »Puffer« dienen, wenn trotz Vorwarnung und Absperren ein Fahrzeug in die Einsatzstelle rast. Die Folgen eines solchen möglichen Auffahrunfalles sind dann nicht so schwerwiegend, wie wenn ein schweres Fahrzeug (praktisch feststehendes Hindernis) dem Nachfolgeverkehr entgegensteht. Gegebenenfalls wird die Straße völlig gesperrt, gilt doch der Grundsatz, daß Gesundheit und Leben des Rettungspersonals wichtiger sind als ungestörter Verkehr.

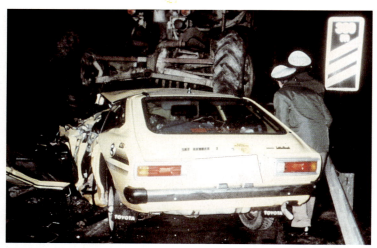

Abb. 11: »Unterfahren«

Zur Sicherung der Unfallstelle muß stets eine ausreichende Lösch-mittelreserve zur Verfügung stehen. Feuerlöscher und andere kleine Löschgeräte sind für solche Einsätze als nicht ausreichend anzusehen. Die möglicherweise erforderliche Löschkapazität vermag nur ein Tank-löschfahrzeug zu garantieren (Abb. 10). Geht von der Ladung des Unfallfahrzeuges eine besondere Brandgefahr aus, müssen evtl. wei-tere Lösch- und Sonderlöschfahrzeuge angefordert werden.

Hat ein großes, schweres Fahrzeug (Lkw) ein kleineres (Pkw) überrollt (Überrollen), oder ist ein Personenkraftwagen von hinten unter einen Lkw mit hohem Fahrgestell gefahren (Unterfahren) (Abb. 11), so darf keinesfalls das überrollte bzw. unterfahrende Fahrzeug mit Gewalt unter dem Lkw vorgezogen werden. Dabei können am Lkw-Fahrgestell verhakte Metallteile sich anspannen, mit voller Wucht zurückfedern und so dem Unfallopfer bzw. der Rettungsmannschaft zusätzliche Schäden beifügen. Eine große Gefahr besteht auch dann für den Eingeklemmten, wenn das Fahrzeug ohne besondere Vorkehrungen herausgezogen wird und Teile des Wracks, die z.B. die Beine fest umklammert halten, so festgekeilt sind, daß sie beim Herausziehen nicht mitgehen und so das Unfallopfer auseinanderziehen. Im Regelfall ist bei Unterfahr- oder Überrollunfällen der Lkw so weit zu heben und sicher zu unterbauen, bis der unterliegende Pkw frei und ein gefahr-loses Herausziehen möglich ist. Für diese Zwecke haben sich automa-

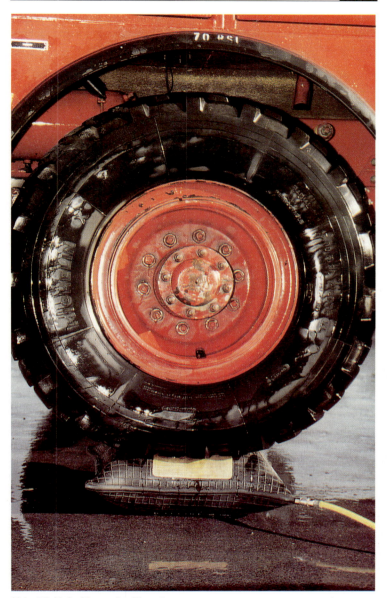

Abb. 12: Hebekissen im Einsatz

tische Hebekissen bewährt (Abb. 12). Wenn nötig, können verkeilte Teile des Pkw im Lkw-Fahrgestell mit der Rettungsschere abgeschnitten werden.

Bei umgekippten oder überschlagenen Fahrzeugen wird man zunächst einmal versuchen, in den Fahrgastraum vorzudringen, um sich über den Zustand der Eingeschlossenen ein Bild zu verschaffen bzw. sofort erste Hilfsmaßnahmen einzuleiten.

Läßt es die Art der Verletzung zu, ist eine Rettung durch eine Fensteröffnung oder Türen möglich. Im anderen Fall muß bei einem auf der Seite liegenden Fahrzeug aus dem Dach eine Rettungsöffnung herausgeschnitten werden (Abb. 13). Liegt das Fahrzeug auf dem Dach, so ist die Öffnung auf der Seite anzubringen und der Verletzte schonend zu befreien. Bei umgestürzten, auf dem Dach liegenden, besonders schweren Fahrzeugen (Erdbaumaschinen, Schwerlaster etc.) ist das Führerhaus meist durch das Fahrzeug eingedrückt, so daß es in solchen Situationen sehr schwierig ist, die große Last sicher anzuheben und den Eingeklemmten vor weiteren Schäden zu schützen. In diesen speziellen Fällen wird man sich durch Wegräumen von Erdreich unter dem Fahrerhaus und Auftrennen des Fahrerhausdaches Zugang zu den Verletzten verschaffen. Auch hier können Hebekissen von großem Nutzen sein. Nach der Rettung von Verletzten aus umgekipp-

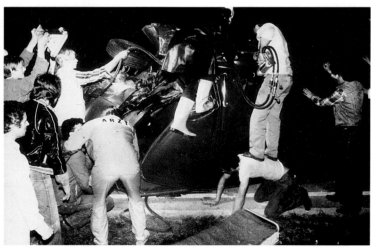

Abb. 13: Schneiden einer Rettungsöffnung aus dem Dach (Einsatzfoto)

ten oder umgeschlagenen Fahrzeugen ist daran zu denken, daß dieser mit aus der Fahrzeugbatterie ausgelaufener Säure kontaminiert sein kann. Das Entfernen von säuredurchtränkten Kleidern bzw. das Abspritzen der Haut mit Wasser kommt als erste Maßnahme zur Anwendung. Bei absturzgefährdeten Fahrzeugen (Brückengeländer, Böschung etc.) erfolgt als erste Einsatzmaßnahme das Sichern mit einer Seilwinde.

Müssen bei schwer demolierten Fahrzeugen autogene Schneidgeräte oder auch Trennschleifer eingesetzt werden, besteht eine erhebliche Zündgefahr. Daher muß in diesem Falle stets eine ausreichende Löschmittelreserve vorhanden sein; es ist nicht zu verantworten, ohne ein einsatzbereites Tanklöschfahrzeug an der Unfallstelle mit Schneidgeräten zu arbeiten, auch wenn im allgemeinen der Pulverlöscher als Ersteinsatzgerät ausreicht.

In besonders gefährlichen Lagen kann gelegentlich das Anschäumen der Unfallstelle mit Schwer- oder Mittelschaum erforderlich sein.

Beim Einsatz von Schneidgeräten ist der Eingeklemmte stets mit einer Löschdecke (Glasfaserdecke) zu sichern. Wolldecken sind nicht zu empfehlen, da sich diese mit Treibstoff vollsaugen können und aufgrund der Dochtwirkung die Entzündlichkeit des Treibstoffes sich erhöht. Die Zündgefahr, die von Trennschleiffunken ausgeht, kann vermindert werden, wenn man die Trennstelle, die Funkengarbe und nach Möglichkeit die Auftreffstelle der Funken mit Kohlendioxid beaufschlagt. Beim Einsatz eines Kohlendioxidlöschers sollte für etwa 1 - 2 sek ein kurzer Löschmittelstoß abgegeben werden. Es sei nochmals betont, daß CO_2-Löscher nicht am verunfallten Patienten angewandt werden dürfen.

Vitaldiagnostik

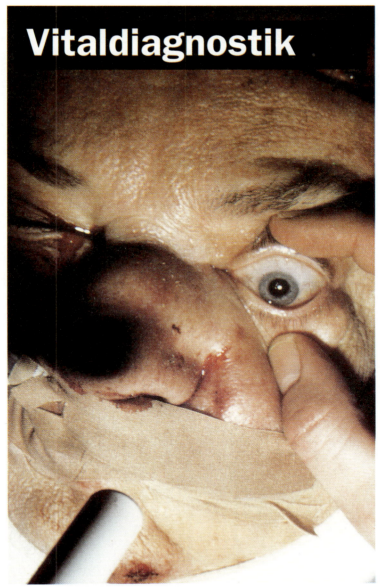

Beobachtung der Pupillen (Seitendifferenz, Lichtreaktion)

Man muß vorausschicken, daß der normale klinische Ablauf mit »Abklärung - Diagnose - Therapie« beim Polytrauma illusorisch ist, da lebensbedrohliche Situationen sofort erfaßt und, wenn auch nur symptomatisch, umgehend behandelt werden müssen.

Sobald man sich einen Zugang zum Unfallopfer verschafft hat, muß routinemäßig das ABC-Schema ablaufen, welches praktisch simultan durchgeführt werden kann. Durch Ansprechen oder Kneifen des Patienten kann zumindest ein grober Überblick über die Bewußtseinslage erzielt werden, wobei gleichzeitig eine Hand vor den Mund gehalten wird, während die andere am Handgelenk bzw. am Hals die Pulsqualität tastet. In wenigen Sekunden kann so eine Überprüfung der Atmung bzw. der Kreislaufsituation durchgeführt werden. Weiterhin muß gleichzeitig eine Inspektion erfolgen, wobei zunächst auf stärkere Blutungen, auf die Atemmechanik sowie die Hautfarbe (Zyanose, ausgeprägte Blässe etc.) geachtet werden sollte. Eine kurze Beobach-

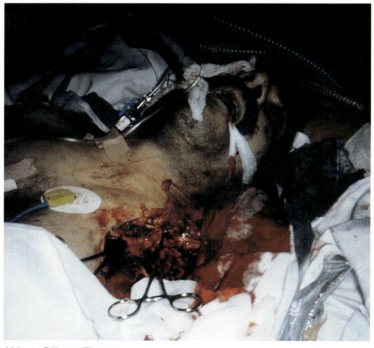

Abb. 1: Offener Thorax (Einsatzfoto)

tung der Pupillen (Seitendifferenz, Lichtreaktion) läßt sich ebenfalls in Sekundenschnelle durchführen (s. Titel, S. 23).

Erstbehandlung
Das weitere therapeutische Konzept wird im wesentlichen von zwei Kardinalpunkten bestimmt, nämlich vom Grad der Ateminsuffizienz sowie von der Schwere des Schockzustandes.

Diese beiden Symptome bestimmen den »**Drei-Stufen-Plan**« der Notfallbehandlung.

I. Absolut dringend (= Vital)
Die Therapie muß innerhalb von Minuten erfolgen, um den Tod abzuwenden, d.h. vor allem bei Atem- oder Herzstillstand, bei symptomatischem Spannungspneumothorax oder Herzbeuteltamponade, beim offenen bzw. instabilen Thorax mit schwerer Beeinträchtigung der Atemmechanik sowie bei schwerer (arterieller) Blutung mit drohendem Verblutungstod (Abb. 1).

II. Dringend
Verletzungen, die zwar nicht unmittelbar zum Tode führen, jedoch eine dringende Behandlung innerhalb der ersten halben Stunde noch im Fahrzeugwrack oder spätestens nach der Rettung erfordern, wie etwa

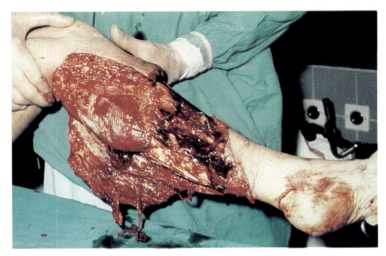

Abb. 2: Große Weichteilverletzung

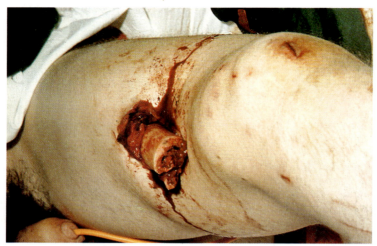

Abb. 3: Offene Fraktur des Oberschenkels

Schockzustände mit noch akzeptablem Blutdruck (mind. 80 mmHg systolisch), große Weichteilverletzungen oder offene Frakturen (ohne spritzende Blutungen!) (Abb. 2 und 3).

III. Verzögert
Verletzungen, die ohne wesentliche Beeinträchtigung für den Patienten und nach Versorgung der anderen Läsionen im Rettungswagen oder auch erst in der Klinik behandelt werden müssen, z.B. kleine Schnitt- und Platzwunden oder geschlossene Frakturen der oberen Extremität und der Unterschenkel.

Prinzipiell werden alle Vitalmaßnahmen (Abb. 4) im Unfallfahrzeug durchgeführt (Intubation, intravenöse Zugänge, Pleuradrainagen etc.). In Ausnahmen muß bei lebensbedrohlichen Situationen ohne ausreichende Stabilisierung eine »rücksichtslose« Rettung vorgenommen werden. Dies gilt z.B., wenn Wrackteile den Zugang zum Gesicht so erschweren (Abb. 5), daß keine notwendigen Beatmungsmöglichkeiten bestehen oder keine Reanimation durchgeführt werden kann.

Da bei begleitenden Halswirbelverletzungen häufig erst iatrogen eine Rückenmarksläsion hervorgerufen wird, sollte man auch unter diesem enormen Zeitdruck, zumindest provisorisch, die Halswirbelsäule stabilisieren; dabei kann ein Helfer den Kopf bzw. den Hals unter leichtem

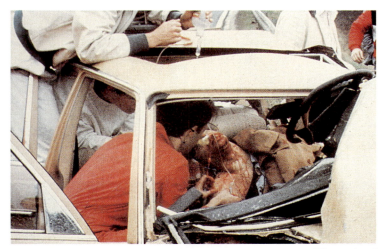

Abb. 4: Vitalmaßnahmen im Unfallfahrzeug (Einsatzfoto)

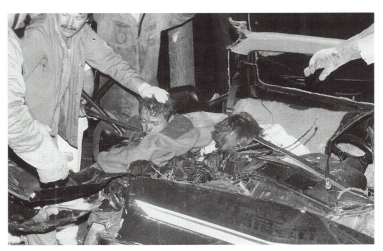

Abb. 5: Wrackteile erschweren den Zugang zum Gesicht (Einsatzfoto)

Zug halten (Abb. 6). Falls keine Zervikalstütze (z.B. Stiff-Neck o.ä.) zur Verfügung steht, kann als Notbehelf eine zusammengerollte Decke dienen (Abb. 7), die fest um den Hals geschlungen wird, um so die HWS einigermaßen zu stabilisieren.

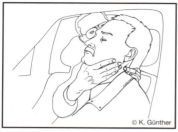

Abb. 6: Der Kopf bzw. der Hals wird unter leichtem Zug gehalten

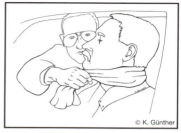

Abb. 7: Als Notbehelf dient eine zusammengerollte Decke

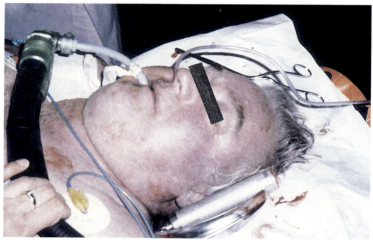

Abb. 8: Schwerste Ateminsuffizienz

Ansonsten wird nach der Dringlichkeitsstufe (I, II oder III) systematisch die Versorgung im Fahrzeugwrack vorgenommen. Bei Atemstillstand oder schwerster Ateminsuffizienz (Zyanose, Schnappatmung) (Abb. 8) erfolgt sofort die Maskenbeatmung bzw. die orale Intubation (Nasal-intubation zu zeitraubend!) nach vorheriger grober Reinigung oder Absaugung der Mund- und Rachenhöhle.

Ist die schwere Luftnot durch einen Spannungspneu bedingt, muß sofort eine möglichst großlumige Punktionskanüle zur Druckentlastung in den Thorax eingestochen werden (2. - 3. ICR medioklavikulär) (Abb. 9).

Falls die Intubation noch nicht nötig ist, wird zumindest Sauerstoff (ca. 6 l) über eine Nasensonde verabreicht, wobei man auf eine Maske verzichten sollte, um beim Erbrechen des Patienten keine Aspiration zu provozieren.

Sichtbare Blutungen werden provisorisch mit Druckverbänden gestillt, spritzende arterielle Blutungen werden zunächst kurzfristig durch Fingerdruck komprimiert.

Traumatische Amputationen im Unterarm- und Ellenbogenbereich und gegebenenfalls Unterschenkelamputationen (bei nicht zu großem Oberschenkelumfang) werden proximal des Ausrisses mit einer aufgeblasenen Blutdruckmanschette versorgt (Abb. 10).

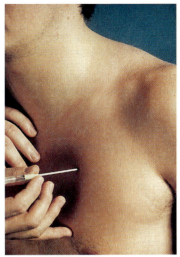

Abb. 9: Punktion eines Spannungspneus (3. ICR)

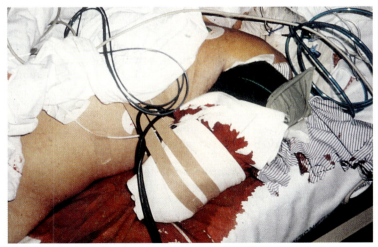

Abb. 10: Blutdruckmanschette am Oberarm zur Blutstillung bei traumatischer Unterarmamputation **(Einsatzfoto)**

Über mehrere großlumige Verweilkatheter werden zunächst rasch 1000 ml eines kolloidalen Volumenersatzmittels (HAES, Dextran etc.) infundiert, wobei je nach Kreislaufsituation diese Basiszufuhr um ein vielfaches gesteigert werden kann.

Bei der primären Verwendung von Kristalloiden als Volumenersatzmittel sollte gerade bei schwerem Schock mit drohendem Kreislaufzusammenbruch der Zeitfaktor berücksichtigt werden, da diese (z.b. Ringer-Laktat-Lösung) für den gleichen Volumeneffekt die drei- bis vierfache Menge benötigen.

Bei extremer Blutung wird zur Erhöhung der Infusionsgeschwindigkeit eine Blutdruckmanschette um die Infusionsflasche gewickelt und auf ca. 100 mmHg aufgeblasen. Damit kann die Flußmenge je nach Größe der Verweilkanüle um etwa 50% gesteigert werden.

Meist unverzichtbar, gerade auch im Hinblick auf eine suffiziente Schockbekämpfung, ist die Gabe eines potenten Analgetikums, um die teilweise extremen Schmerzen zu beherrschen, die etwa beim Entlasten der Beine von Wrackteilen auftreten.

Wegen der notwendig starken schmerzlindernden Wirkung sind bei einem Schwerverletzten eigentlich nur **Morphin** bzw. dessen Derivate (Morphium hydrochloricum, Fentanyl) ausreichend.

Es gilt jedoch zu bedenken, daß diese Präparate gegebenenfalls zu einer Atemdepression und zu einem Blutdruckabfall führen können, die im ungünstigsten Fall nicht mehr zu beherrschen sind, vor allem bei schwerem Volumenmangel oder begleitendem Schädelhirntrauma (Abb. 11).

Vor allem, wenn durch eine starke Einklemmung des Unfallopfers keine Beatmungsmöglichkeit besteht, kann die Verabreichung eines Morphinpräparates fatale Konsequenzen haben.

Speziell in diesen Extremsituationen bietet sich alternativ **Ketamin** (Ketanest®) an, welches in einer Dosierung von **0,5 - 1 mg/kg** Körpergewicht keine Atemdepression und sogar einen leichten Blutdruckanstieg erzeugt. Die oft geäußerte Befürchtung, Ketanest® könnte bei einer zusätzlichen Schädelhirnverletzung zu einer Hirndrucksteigerung führen, kann in diesem Falle wohl vernachlässigt werden, da ein Abfall des systemischen Blutdrucks zu einer größeren Gefährdung der Hirndurchblutung führt.

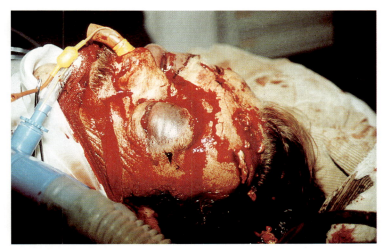

Abb. 11: Schädelhirntrauma

Ist aus technischen Gründen (Einklemmung) kein intravenöser Zugang möglich, zeigt sich ein weiterer Vorteil von Ketanest, das dann sublingual injiziert werden kann, z.B. **1 ml der Lösung zu 50 mg pro ml** mit einer Insulinspritze und 26er Gauge-Kanüle.

Sind die Vitalfunktionen einigermaßen stabilisiert, so kommt der Rettungsspreizer oder der Hydraulikstempel zum Einsatz (vgl. Kap. 1). Zwischen dem Rettungspersonal und der Feuerwehr muß dabei eine ständige Kommunikation geführt werden, um nicht durch zu schnelles Auseinanderziehen der Wrackteile beim Verletzten den sogenannten »Bergungstod« zu provozieren, bei dem es durch die zu rasche Dekompression zum »Versacken« des Blutes in die Peripherie und damit zum Kreislaufzusammenbruch kommt.

Bevor die Rettungsspreizeraktion anläuft, muß ein EKG angelegt werden, um anhand der Pulsrate die »Zuggeschwindigkeit« des Spreizers bestimmen zu können. Der Spreizer wird langsam in Gang gesetzt und verkeilte Wrackteile vom Verletzten weggezogen. Tritt dabei eine auffällige Pulsbeschleunigung auf, wird der Vorgang unterbrochen und zusätzlich massiv Volumen zugeführt, gegebenenfalls auch mehr Schmerzmittel verabreicht. Nimmt die Pulsfrequenz ab oder bleibt sie stabil, kann die Rettungsaktion fortgeführt werden. Stets ist das Opfer mit Decken vor Glassplittern zu schützen (Glasfaserdecke).

Wichtig ist, daß die verschiedenen Vitalbehandlungen simultan ablaufen sollten, d.h. während der Arzt z.B. einen Zugang legt oder intubiert, kann ein Sanitäter gleichzeitig Druckverbände oder eine Halsstütze anlegen. Obligat sollte auch für das Rettungspersonal das Tragen eines Schutzhelmes sein.

Merke:
1. Zugang zum Unfallopfer verschaffen
2. ABC-Schema (simultan)
3. Erstbehandlung je nach »Drei-Stufen-Plan« der Notfallbehandlung
4. Stabilisierung der HWS
5. Beatmung
6. Stillung sichtbarer Blutungen
7. Volumengabe
8. Gabe eines Analgetikums
9. Rettungsspreizeraktion (bei »rücksichtsloser Rettung« vorher)

4. - 8. möglichst simultan

Freihalten der Atemwege

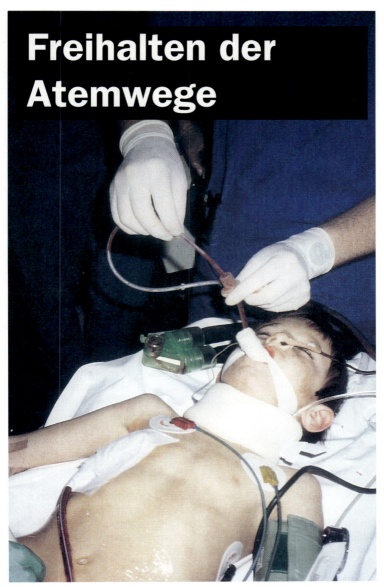

Absaugung von blutigem Sekret

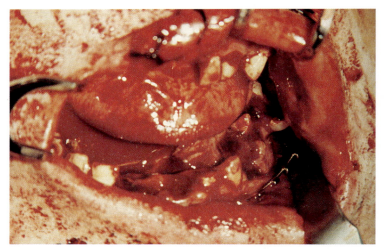

Abb. 1: Massivblutung bei Kieferzertrümmerung (Zahn- und Gaumenverletzung)

Neben der Volumensubstitution ist das Freihalten der Atemwege und die ausreichende Sauerstoffzufuhr die wichtigste Vitalmaßnahme.

Die häufig das Polytrauma begleitenden Schädel- und vor allem Gesichtsschädelverletzungen führen oft nicht nur zu erheblichen technischen Problemen, sondern auch zur akuten Bedrohung durch Verlegung der oberen Atemwege bei Verlagerung von Mundbodenmuskulatur (z.B. bei Kinnfrakturen) oder durch Blutkoagel, Zähne oder Prothesenteile (Abb. 1).

Die grobe manuelle Säuberung der Mundhöhle von Fremdkörpern oder die Extraktion derselben aus dem Rachenraum mit der Magill-Zange ist selbstverständlich.

Teilweise massive Blutungen erschweren extrem die Intubation oder machen sie wegen der Sichtbehinderung unmöglich. Manchmal sind die Blutungen so stark, daß sie den Rachen regelrecht »überfluten«, so daß die einfache orale Absaugung nicht mehr ausreicht, um genügend Sicht auf die Stimmritze zu gewährleisten.

In dieser Situation werden zwei große Absaugkatheter, die mit einem »Y-Stück« verbunden sind, nasal in den Rachen eingeführt, um so mehr Saugleistung zu bieten. Auf eine Maskenbeatmung wird verzichtet, um Fremdkörper nicht weiter in die Luftwege zu pressen.

Zur Aspirationsvermeidung sollte bei erhaltener Spontanatmung zur Intubation keine Relaxierung erfolgen, sondern nur eine ausreichende Sedierung.

Intubiert wird oral, da dies im Vergleich zum nasalen Weg rascher und einfacher durchzuführen ist; dazu besteht bei einer Nasalintubation die Gefahr der »via falsa« (z.B. offene Schädelbasisfraktur).

Die Verwendung eines Führungsstabes erleichtert erheblich die Plazierung des Tubus, vor allem wenn die Stimmritze nicht sichtbar ist. In diesem Fall kann die Spitze des Führungsstabes »hockeyschlägerförmig« vorgebogen werden; die so geformte Spitze gleitet dann entlang der Epiglottishinterwand, »hebelt« diese hoch und gelangt auf diese Weise in die Luftröhre.

Ein Druck von außen auf den Kehlkopf erleichtert oft die Einstellung der Stimmritze und komprimiert zum anderen den Ösophagus, so daß die Aspirationsgefahr vermindert wird (Sellik-Handgriff).

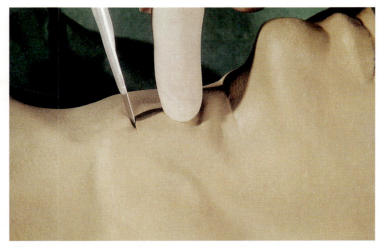

Abb. 2: Hautschnitt zwischen Ring- und Schildknorpel

Stößt man nach korrekter Plazierung des Tubus beim Vorschieben auf einen Widerstand (= Fremdkörper), der durch Absaugen nicht entfernbar ist, bleibt in verzweifelten Fällen bei drohender Erstickung nur die Möglichkeit, den Tubus »gewaltsam« weiterzuschieben. Auf diese Weise wird das »Corpus alienum« in den rechten Hauptbronchus geschoben, so daß zumindest die linke Lunge belüftet werden kann.

Technisch nicht durchführbar wird die Intubation, wenn Unterkiefertrümmerfrakturen oder Mundbodenzerreißungen kein »Widerlager« für den Spatel mehr bieten. Gelegentlich hilft in diesen Fällen die Fixierung des Kiefers mit beiden Händen durch eine Hilfsperson.

Als Ultima ratio bleibt die Koniotomie. Wenn möglich bei überstrecktem Kopf (Cave: HWS-Fraktur!) und straff gespannter Haut wird diese zwischen Ring- und Schildknorpel eingeschnitten (Abb. 2) und die darunter liegende Ligamentum conicum quer durchtrennt. In diese Öffnung kann je nach Größe ein Tubus (Charrière 23 - 27) eingeführt werden.

Elegant läßt sich auch mit einem Minitracheotomie-Set (Mini-Trach II®) rasch koniotomieren (Abb. 3).

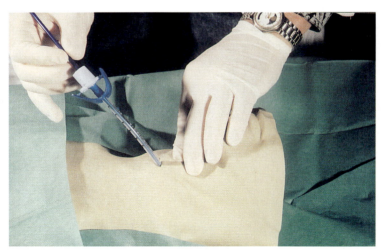

Abb. 3: Minitracheotomie-Set (Mini-Trach II®)

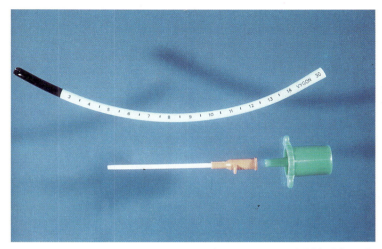

Abb. 4: Konus eines Kindertubus (Vigon®, Durchmesser 3,2 bis 4,6 mm)

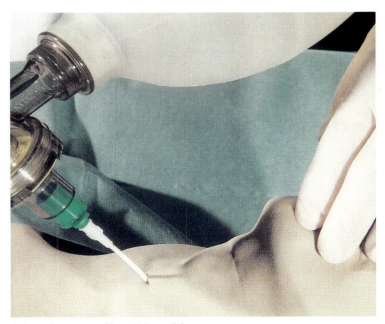

Abb. 5: Beatmung über Abbocath®

Das Einstechen von großlumigen Kanülen ist bei weitem nicht so effektiv, kann jedoch notfalls Zeit gewinnen helfen. Dazu wird ein 13er oder 14er Abbocath in das Ligamentum eingestochen. Auf den Abbocath wird der Konus eines Kindertubus (Vigon®, Durchmesser 3,2 bis 4,6 mm) aufgesetzt (Abb. 4) und über diesen beatmet (Abb. 5). Es kann auch auf dem Abbocath eine 10 ml-Spritze aufgesetzt, der Spritzenstempel entfernt und ein Tubus (z.B. Charrière 32) in die Spitze gesteckt und aufgeblasen werden (Abb. 6). Die Beatmung erfolgt dann normal über den Tubus. Es ist zu beachten, daß bei dieser Technik mit einer höheren Frequenz beatmet und an den Ambu-Beutel Sauerstoff angeschlossen werden muß.

Nach erfolgter Intubation muß die korrekte Tubuslage durch Auskultation beider Lungen und des Oberbauches im epigastrischen Winkel (**»brodelnde Geräusche«** bei Fehllage im Ösophagus) überprüft werden. Die Kapnometrie kann die Auskultation nicht ersetzen, sondern nur als hilfreiche Ergänzung dienen.

Stets sollte der Beatmungsdruck am Gerät kontrolliert werden, um bei zunehmendem oder plötzlichem Druckanstieg primär eine Tubusverlegung zu erkennen, die durch sofortige Absaugung beseitigt werden muß. Ist der Tubus jedoch frei, muß an einen Spannungspneumothorax oder an eine Herzbeuteltamponade gedacht werden.

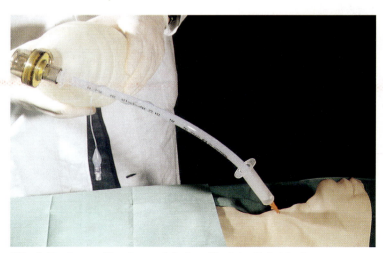

Abb. 6: Beatmung über improvisiertes »Koniotomiebesteck«

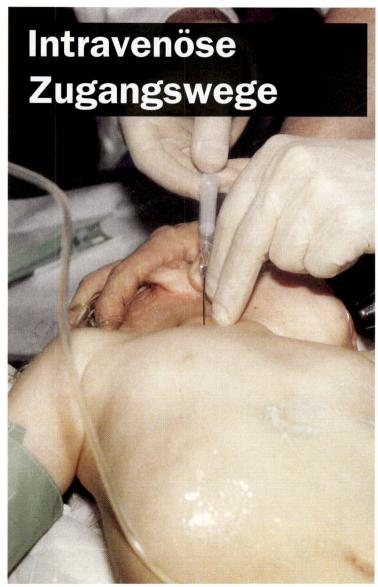

Intravenöse Zugangswege

Vena jugularis interna - Punktion   **(Einsatzfoto)**

Die meist ausgeprägten Schockzustände beim Schwerstverletzten machen gelegentlich den üblichen peripheren Zugang über die Unterarmvenen (V. cephalica und V. basilica) unmöglich. Da bei diesen Problempatienten die rasche Volumengabe im Vordergrund steht, müssen andere Zugangswege gefunden werden.

1. Vena jugularis externa
Geeignet für großlumige Verweilkatheter; jedoch liegt bei Volumenmangel häufig ein Venenkollaps vor, so daß trotz Kopftieflage und speziell bei dickhalsigen Patienten die Vene oft schlecht zu punktieren ist.

2. Zentralvenöse Zugänge
Die Punktion der Vena jugularis interna (s. Titel, S. 39) bzw. der Vena subclavia ist immer mit einem größeren Aufwand verbunden und setzt eine dementsprechende Übung voraus. Vorteilhaft ist aber, daß die Vena subclavia (Abb. 1) auch im schwersten Schock aufgrund ihrer bindegewebigen Fixierung nicht kollabiert.
Falls der Notarzt diese Technik nicht suffizient beherrscht oder ausgedehnte Verletzungen oder Wrackteile, welche den Patienten einklemmen, diese Methode nicht zulassen, kann auf folgende Wege zurückgegriffen werden:

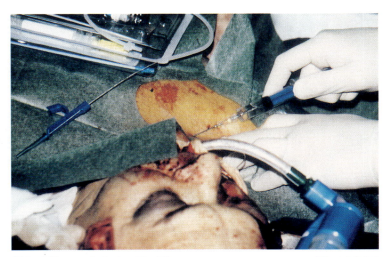

Abb. 1: Vena subclavia - Punktion   **(Einsatzfoto)**

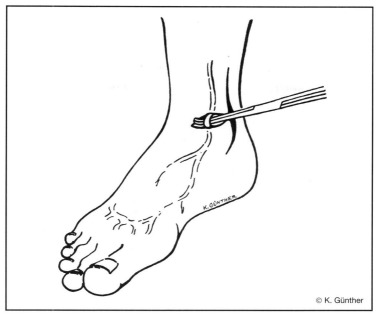

© K. Günther

Abb. 2: Freilegung der V. saphena magna am Innenknöchel

3. Vena saphena magna

Am Oberrand des Fußinnenknöchels verläuft die Vene und kann hier wegen ihrer oberflächlichen Lage leicht punktiert werden (vgl. Kap. 14, Abb. 3). Falls sie nicht zu sehen ist, wird ein kleiner querer Hautschnitt angelegt und mit einem Klemmchen oder einem ähnlichen Gegenstand das Subkutangewebe gespreizt (Abb. 2). Dadurch kommt die Vene in der Regel zum Vorschein und kann meist mit großkalibrigen Venenverweilkanülen (z.B. 14er Abbocath) punktiert werden.

Bei schwerstem Schockzustand und der damit schnellstmöglich notwendigen Volumenzufuhr kann eine sterile Magensonde (Charrière 14) durch eine kleine Venotomie eingeführt werden (Abb. 3). Über einen aufgesetzten 3-Wege-Hahn wird das Infusionssystem angeschlossen.

4. Vena femoralis

Nach Tasten der Arterie in der Leiste wird medial die Vene punktiert und eine Verweilkanüle plaziert (Abb. 4).

Sollte bei extremem Schockzustand und gleichzeitigem niedrigem Blutfluß fälschlicherweise die Arterie punktiert worden sein, so kann

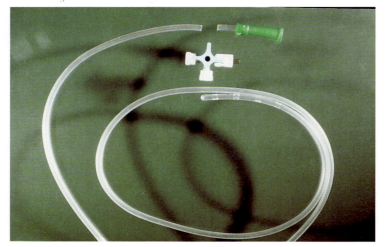

Abb. 3: Sterile Magensonde als »Infusionsbesteck«

auch über diese zum Beispiel Ringer-Laktat-Lösung oder ein Plasma-expander für die Notfallversorgung ohne große Probleme infundiert werden.

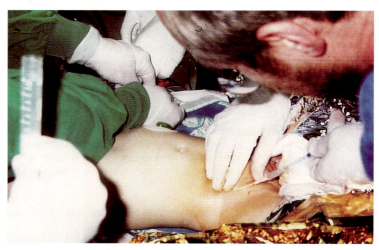

Abb. 4: Punktion der V. femoralis in der Leiste

5. Penisvene

Falls all diese Maßnahmen fehlschlagen, kann beim Mann als Notlösung die Penisvene fungieren; über diese lassen sich teilweise sogar großlumige Verweilkanülen einbringen.

Beim Säugling und Kleinkind finden sich oft Venen der **Kopfschwarte** als Zugangsmöglichkeit. Falls alle genannten venösen Zugänge versagen, bietet sich als rettender Ausweg bei Kindern bis zu 6 Jahren der **transossäre Zugang** in die Markhöhle geeigneter Knochen an. Mit speziellen Knochenmarkskanülen (Fa. Cook) wird ca. patientenhandbreit distal vom Tibiakopf in einem Winkel von 45° zur Knochenoberfläche eingegangen, wobei die Stichrichtung nach peripher erfolgen sollte, um das Kniegelenk nicht zu verletzen. Über diese Spezialkanüle können neben üblichen Infusionslösungen (Ringer-Laktat, kolloidale Volumenersatzmittel) auch Erythrozytenkonzentrate appliziert werden. Ebenso ist die Gabe von Notfallmedikamenten wie Adrenalin, Atropin, Dopamin oder Natriumbicarbonat durch diese Kanüle möglich.

Falls trotz aller Versuche nur ein intravenöser Zugang angelegt werden kann und ein erheblicher Volumenbedarf besteht, kann durch das Umwickeln der Infusionsplastikflasche mit einer Blutdruckmanschette und Aufblasen auf 100 mm/Hg die Infusionsrate um ca. 50 % gesteigert werden.

Unterkühlung beim Polytrauma

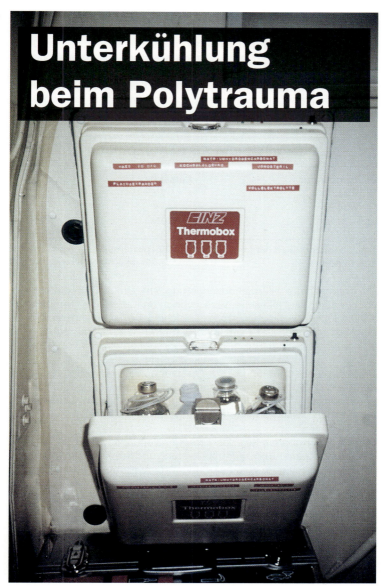

Thermobox

Trotz des meist großen medizinischen und technischen Aufwandes darf die Auskühlung (Abb. 1) des Verletzten keinesfalls unterschätzt werden, führt sie doch zu vielen pathologischen Reaktionen im Organismus, die den Verletzten zusätzlich belasten. Aus amerikanischen Traumazentren ist bekannt, daß bei schwerverletzten Patienten eine deutliche Abhängigkeit der Letalität von der Körpertemperatur (Tab. 1) besteht. Je niedriger die Kerntemperatur, desto höher die Todesrate der Verunfallten.

Letalität und Körpertemperatur

Temperatur	Letalität
> 34 °C	7%
< 34 °C	40%
< 32 °C	100%

Tab. 1: Abhängigkeit der Letalität von der Körpertemperatur bei gleichem Traumascore (Quelle: Jurkovich GJ et al., 1987 [43])

Die mangelhafte Wärmekonservierung am Unfallort beeinträchtigt auch später die klinische Versorgung, da durch die Temperaturabhängigkeit spezifischer Enzyme verschiedene Gerinnungsreaktionen blockiert werden. Dazu tritt eine verstärkte Fibrinolyse sowie eine starke Abnahme der Thrombozytenaggregation ein.

Diese Störungen führen bei der Operation zu starken Blutungen, die dann selbst durch Gabe von Gerinnungsfaktoren kaum zu stillen sind. Erschwerend kommt hinzu, daß eine kälteinduzierte Diurese den traumatisch bedingten Volumenmangel noch verstärkt.

Der direkte Kältereiz auf das Erregungsleitungssystem am Herzen bewirkt eine verminderte Ventrikelleistung und ruft Arrhythmien hervor, die bei gleichzeitigem Volumenmangel sogar Kammerflimmern auslösen können.

Bestimmte Risikofaktoren verstärken zudem die negativen Auswirkungen der Unterkühlung. Diabetes mellitus und Unterernährung führen über eine Thermoregulationsstörung zu einem verstärkten Wärmeverlust. Aufgrund des geringeren Subkutangewebes und der reduzierten Muskelmasse sind alte Menschen besonders gefährdet, ebenso wie Säuglinge (Abb. 2) und Kleinkinder, wo die vergleichsweise größere Körperoberfläche zur verstärkten Wärmeabstrahlung führt.

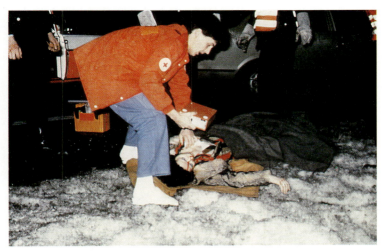

Abb. 1: Patient im Schnee

Bei einem Wärmedefizit kann durch »Kältezittern« die körpereigene Wärmeproduktion um das Fünffache gesteigert werden. Dieser physiologische Schutzmechanismus ist beim Säugling noch nicht angelegt, beim Polytraumatisierten häufig aufgehoben. Bei Rückenmarksverletzungen findet sich ein ähnliches Phänomen, dabei ist aufgrund der aufgehobenen autonomen Vasokonstriktion ein »Kältezittern« nicht mehr möglich.

Drogen und vor allem Alkohol führen durch die Erweiterung der Hautgefäße zu einer raschen Auskühlung, wobei feuchte oder nasse Umgebung den Wärmeverlust bis zum Dreißigfachen erhöht. Ein alkoholisierter Patient wird durch die Dämpfung des Zentralnervensystems und der damit verbundenen Störung der Thermoregulation zusätzlich gefährdet; erschwerend kommt bei diesen Patienten hinzu, daß meist eine Hypoglykämie auftritt und so die Energiereserven zur Wärmeproduktion reduziert sind. Ebenso können Schädelhirntraumen (vgl. Kap. 2, Abb. 11) durch zentrale Blockade die Temperaturregulation aufheben.

Bei neurotraumatologischen Läsionen muß an eine »Maskierung« eines neurologischen Defizits gedacht werden. Im Lähmungsstadium, bei Körpertemperaturen um 27 bis 28 Grad Celsius, ist der Patient bewußtlos, nicht erweckbar und weist keinen Schmerzreflex mehr auf.

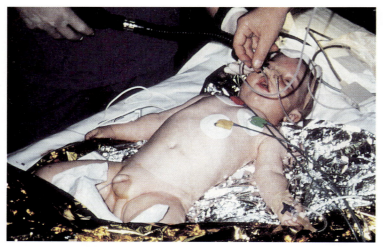

Abb. 2: Unterkühlter Säugling

Nach Wiedererwärmung muß daher unbedingt eine neurologische Untersuchung durchgeführt werden, um z.B. eine Rückenmarksverletzung auszuschließen.

Eine Mobilisierung des Verletzten muß sehr vorsichtig erfolgen, da dadurch kaltes Blut mit sauren Valenzen von peripher nach zentral verschoben wird, so daß durch den weiteren Kälteeinstrom am sensibilisierten Herzmuskel Rhythmusstörungen, sogar Kammerflimmern provoziert werden kann. Bei starker Unterkühlung kann bereits die Beugung gestreckter Beine einen Abfall der Kerntemperatur um mehrere Grad Celsius bewirken.

Die Intubation oder das Legen von Thoraxdrainagen können durch die Irritation des Myokards ebenfalls Rhythmusstörungen auslösen. Bei der Intubation ist zusätzlich zu beachten, daß Kälte die Darmmotilität bis zur Atonie reduziert und somit ein Ileus mit möglichem Erbrechen und erhöhter Aspirationsgefahr entsteht.

Bei der **Therapie** muß besonders beachtet werden, daß bei einer Temperatur unter 35 Grad Celsius der menschliche Körper die Temperatur der Umgebung annimmt; daher muß als erste Maßnahme der Rettungswagen vorgeheizt werden. Speziell nasse Kleidung wird vollständig entfernt, wobei die Kleidungsstücke aufgeschnitten werden, um die Mobilisierung möglichst gering zu halten. Danach wird der Patient bevorzugt mit Wolldecken eingewickelt, da sie eine größere Isolierfähigkeit als zum Beispiel Baumwolldecken aufweisen. Durch zusätzliches Einpacken in eine Rettungsfolie (Abb. 3) wird die Wärmekonservierung verstärkt. Es ist darauf zu achten, daß vor allem der Körperstamm erwärmt wird, da alleinige Wärmeapplikation an Extremitäten durch die damit ausgelöste Vasodilatation zu einem Blutdruckabfall führen kann.

Stets sind erwärmte Infusionslösungen zu verabreichen, da kalte Lösungen durch eine erhöhte Wärmeabsorption die weitere Unterkühlung verstärken. Im Rettungswagen sind dazu spezielle Thermoboxen (s. Titel, S. 45) installiert. Durch adrenerge Stressreaktionen sind beim Polytraumatisierten in der Regel die Blutzuckerspiegel erhöht. Jedoch sollte man bedenken, daß eine Hypothermie, besonders in Verbindung mit einer Alkoholintoxikation rasch Energiereserven verbraucht und zur Hypoglykämie führt. Blutzuckerbestimmungen wären wünschenswert, jedoch kann ohne Bedenken ex juvantibus hochprozentige Glukoselösung injiziert werden, um den fatalen Konsequenzen der **Hypoglykämie** rechtzeitig zu begegnen.

Die üblichen Nebenwirkungen bei Schmerzmittelgabe (Blutdruckabfall, Atemdepression), im speziellen bei Morphin und deren Derivaten,

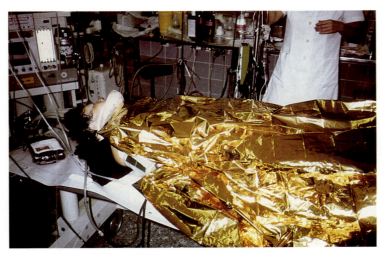

Abb. 3: Rettungsfolie zur Wärmekonservierung

sind beim unterkühlten Schwerstverletzten besonders ausgeprägt, so daß zunächst mit geringeren Einzeldosen je nach Kreislaufsituation vorsichtig »titriert« werden sollte.

Das Anlegen eines EKG ist obligat. Vorhofflimmern sowie Extrasystolen sind bei der Unterkühlung häufig und als »gutartig« einzustufen, d.h. sie verschwinden spontan nach der Wiedererwärmung. Eine prophylaktische Antiarrhythmikagabe ist nicht indiziert.

Zur Beseitigung der meist vorliegenden Hypoxie wird Sauerstoff verabreicht, der vorgewärmt sein sollte, da über die große Kontaktfläche der Lunge auf diese Weise eine schnelle Erwärmung erzielt werden kann.

Trotz der aufgeführten negativen Auswirkung kann dem Patienten zumindest ein positiver Effekt der Hypothermie zugute kommen. Durch die ausgeprägte Herabsetzung des Stoffwechsels wird eine Gehirnprotektion bedingt, so daß eine Reanimation selbst nach längerem Kreislaufstillstand noch Erfolg verspricht. »Klassische Todeszeichen« wie weite, lichtstarre Pupillen (Abb. 4), Körperstarre und Verlust sämtlicher Reflexe haben hier wenig Bedeutung und zwingen zum Einleiten von Wiederbelebungsmaßnahmen. Ist eine Reanimation notwendig, muß auf eine schnelle Erwärmung gedrängt werden, da bei einer

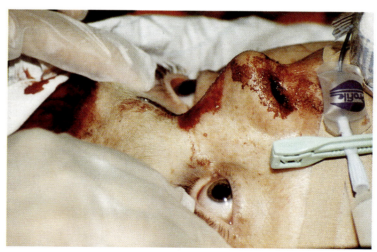

Abb. 4: Beidseitig lichtstarre Pupillen

Kerntemperatur unter 28 Grad Celsius das Myokard gegen eine Defibrillation refraktär ist.

»No one is dead until warm and dead!« bedeutet, daß der Tod eigentlich nur in der Klinik beim normothermen Patienten festgestellt werden kann.

Schädelhirntrauma

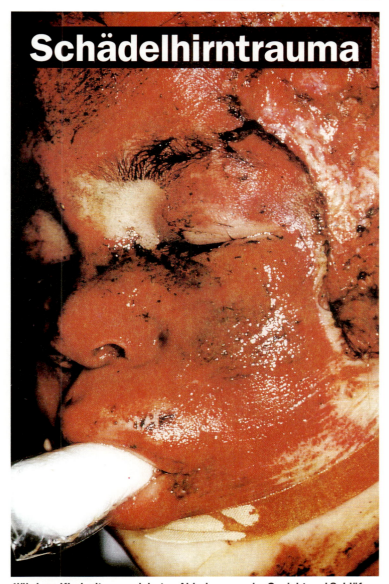

4jähriges Kind mit ausgedehnten Ablederungen im Gesicht und Schläfenbereich

Ein zusätzliches Schädelhirntrauma bei Polytraumatisierten kompliziert in erheblichem Maße die Versorgung und verschlechtert im weiteren Verlauf auch die Prognose des Patienten.

Bei bewußtseinsgetrübten oder bewußtlosen Hirnverletzten sind die Schutzreflexe (Hustenreflex) stark vermindert oder aufgehoben, so daß die Aspiration von Mageninhalt schwere Lungenschäden setzt, die besonders beim gleichzeitigen Vorliegen eines Thoraxtraumas oft für einen letalen Ausgang verantwortlich sind. Große Mengen aspirierten Materials können dabei zum unmittelbaren Erstickungstod führen. In 14 - 15% ist die Aspiration die primäre Todesursache.

Sehr problematisch sind auch starke Blutungen aus dem Gesichts- und Rachenbereich (Abb. 1), welche die Luftwege rasch »überfluten« und in kürzester Zeit zur Hypoxie führen; die banale ABC-Regel und nicht eine spezielle »Gehirntherapie« ist daher akut notwendig.

Die Beseitigung einer **Ateminsuffizienz** und eines **hypovolämischen Schocks** sind bereits die essentiellen Maßnahmen zur »Hirnprotektion«. Das Freimachen der Atemwege (Blut, Zähne etc.), die Sauerstoffgabe und am besten die Intubation sind vorrangig vor jeder Differenzierung des Schädelhirntraumas. Wegen der bekannten geringen Hypoxie-Toleranz des Gehirnes muß die Indikation zur Intubation sehr großzü-

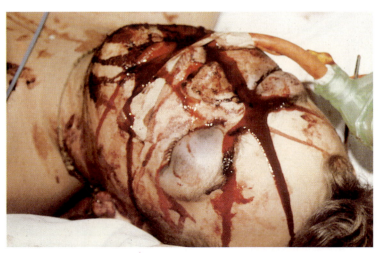

Abb. 1: Starke Blutungen aus dem Gesichts- und Rachenbereich

gig gestellt werden, wobei die Kombination Polytrauma mit Schädel-hirnbeteiligung prinzipiell die Intubation erfordert.

Die Dringlichkeit der Intubation kann rasch anhand der **Glasgow-Coma-Scale** durch Ansprechen und Kneifen des Patienten bestimmt werden (Bewertung: Summe aller Punkte, das heißt 3 - 15 Punkte); ein **Index** $\leq$ **8** sowie die drohende oder bereits eingetretene **Aspiration (Stridor,»brodelndes Atemgeräusch«)** erfordert umgehend die Intubation.

Von großer Bedeutung ist auch die Stabilisierung des systemischen Blutdruckes durch rasche Volumenzufuhr, um einen suffizienten zerebralen Perfusionsdruck (= mittlerer arterieller Druck - Hirndruck) aufrecht zu erhalten.

Glasgow-Coma-Scale (vgl. auch S. 142)

1. Augenöffnen	
spontan	4
nach Aufforderung	3
auf Schmerz	2
nicht	1
2. Reaktion auf Ansprechen	
orientiert	5
verwirrt	4
unangemessen	3
unverständlich	2
keine	1
3. Motorische Reaktion	
reagiert auf Aufforderung	6
gezielte Abwehrreaktion	5
Beugen auf Schmerz	4
Strecken auf Schmerz	3
Streckkrämpfe	2
keine	1

Tab. 1: Glasgow-Coma-Scale

Erst nach Sicherung der Vitalfunktionen erfolgt eine genaue Untersuchung des Verletzten, wobei eine grobe Inspektion bereits »automatisch« bei der Erstbehandlung erfolgt.

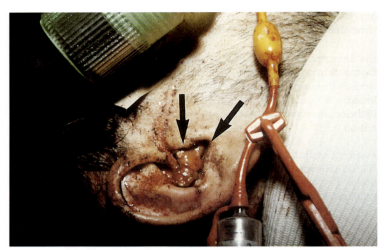

Abb. 2: Gehirnaustritt aus dem Ohr bei offener Basisfraktur

> **Merke:**
> Die pathophysiologischen Faktoren **Schock** und **Hypoxie** sind
> von entscheidender Bedeutung für die Entstehung von **sekun-**
> **dären Hirnschäden**, die beim Polytrauma mehr Bedeutung
> haben, d.h. weit häufiger sind, als primäre Hirnverletzungen
> (z.B. sub- oder epidurales Hämatom).

Blutungen aus Nase, Mund und Ohren sind auffällig und in der Regel
durch Mittelgesichts- und Schädelbasisfrakturen verursacht.

Offene Hirnverletzungen sind nicht immer auf Anhieb erkennbar; die
Inspektion der behaarten Kopfhaut ist daher ebenso unverzichtbar wie
die der Gehörgänge (Abb. 2), um einen Hirnaustritt zu verifizieren.

Sichtbare Krampfanfälle sind Zeichen einer schweren zerebralen Läsi-
on und bedürfen einer sofortigen Medikation (siehe unter Therapie). Die
Palpation des Schädels läßt »**Stufen**« (Abb. 3) als Frakturzeichen sowie
Fremdkörper erkennen. Eine tastbare »**Delle**« (Abb. 4) spricht für eine
Impressionsfraktur.

Die Prüfung der **Pupillenreaktionen** (s. Kap. 2, Titel, S.23) ist das
entscheidende neurologische Diagnostikum; damit können einige Hirn-

nervenfunktionen in Sekundenschnelle getestet werden. Wenn
möglich, sollte die Pupillenkontrol-
le **vor** einer Morphininjektion
durchgeführt werden.

1. Nervus opticus
➡ Direkter Lichtreflex
Die Verengung der Pupille bei di-
rekter Beleuchtung zeigt einen in-
takten N. opticus.
Keine Pupillenverengung auf Licht-
reiz bedeutet Schädigung des N.
opticus oder auch Schädigung des
N. oculomotorius.
➡ Indirekter Lichtreflex
Verengung einer weiten Pupille bei
Beleuchtung des kontralateralen
Auges bedeutet einen intakten N.
oculomotorius, jedoch einen ge-
störten N. opticus auf der Seite
der weiten Pupille.

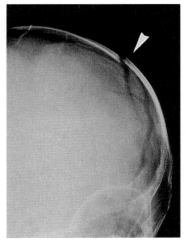

Abb. 3: Kalottenfraktur beim Kind,
➡ **»Stufe«**

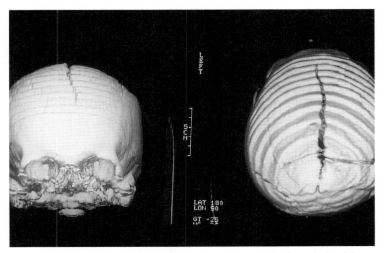

**Abb. 4: Ausgedehnte Schädelfraktur beim Kind; große Gewalteinwirkung
(aus Pkw geschleudert!) (CT-Aufnahme, sog. dreidimensionale Rekonstruktion)**

2. Nervus oculomotorius

Funktionsstörung bei Pupillenerweiterung mit inadäquater Lichtreaktion; bei zunehmender Schädigung (Hirnödem) bis zum kompletten Nervenausfall (sogenanntes **Klivuskantensyndrom**): Einseitig weite, auf Licht nicht reagierende Pupille.
Bei kompletter Oculomotoriusparese kommt es noch zu einer Lateral-Divergenz des Augapfels durch Überwiegen des vom **N. abducens** versorgten Musculus lateralis oculi.

3. Nervus trigeminus

Die Prüfung erfolgt durch den Kornealreflex, der bei tiefer Bewußtlosigkeit nicht auslösbar ist.
Die Trigeminusfunktion wird auch durch Setzen von Schmerzreizen getestet, wobei das Kneifen an Wange oder Stirn eine mimische Reaktion provoziert (»**schmerzverzerrtes Gesicht**«). Sind keine Schmerzreaktionen auslösbar, weist dies auf eine Schädigung des N. trigeminus oder auch des **N. facialis** hin.

Intakte Schluck- und Würgereflexe können bei der Intubation bzw. beim Absaugen beobachtet werden.

Eine weitere neurologische Differentialdiagnose ist meistens weder möglich noch notwendig, zum einen wegen des Zeitaufwandes (andere Verletzungen müssen versorgt werden), zum anderen wegen einiger **Kontraindikationen**. Hierzu gehören die **Prüfung auf Nackensteife** oder des okulozephalen Reflexes (»**Puppenaugenphänomen**«) bei einer möglichen Halswirbelfraktur. Außerdem hat dies keine Konsequenz für die Notfallversorgung, bei der es eigentlich nur gilt, Symptome zu bekämpfen, um sekundäre Hirnschäden abzuwenden. Die wichtigsten Verletzungsformen werden der Vollständigkeit halber dargestellt.

1. Epidurales Hämatom (ca. 1% aller Schädelhirntraumen)
Es entwickelt sich zwischen harter Hirnhaut und Schädelknochen und ist meist durch Blutungen aus Ästen der Arteria meningea media bedingt (arterielles Hämatom). Häufig finden sich **Querfrakturen im Schläfenlappenbereich** (Os temporale). Typisch ist das sogenannte »**freie Intervall**«, dabei wird der Verletzte nach kurzer Bewußtlosigkeit wieder wach und ansprechbar und trübt danach erneut ein. Findet sich dann zusätzlich eine weite, lichtträge oder lichtstarre Pupille (Abb. 5), so ist höchste Eile zur neurochirurgischen Intervention geboten.

Besonderheiten beim Kind

Beim Kleinkind ist eine Fraktur beim Epiduralhämatom nicht obligat und im Vergleich zum Erwachsenen eher selten. Jedoch können epidurale Hämatome beim Kind zum hypovolämischen Schock führen. Ein freies Intervall wird praktisch nie angetroffen; Kinder sind in der Regel primär bewußtlos.

Sonderfall

Patienten mit epiduralen Hämatomen der hinteren Schädelgrube (über dem Kleinhirn) sind entweder primär bewußtlos oder verlieren sekundär abrupt das Bewußtsein und bekommen schwere Atemstörungen, teilweise sogar einen Atemstillstand. Streckkrämpfe können hinzutreten, jedoch **fehlt** die Pupillenerweiterung!

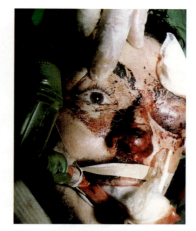

Abb. 5: Weite lichtstarre Pupille bei Epiduralhämatom (Einsatzfoto)

2. Akutes subdurales Hämatom

(ca. 10%)

Bei diesem Typ handelt es sich um eine flächenhafte, meist venöse Blutung im Subduralraum (oft aus zerrissenen Brückenvenen); dabei ist eine Ausdehnung über eine ganze Großhirnhälfte möglich. Die subduralen Hämatome sind häufig mit schweren Kontusionen kombiniert, aus denen gemischt arteriell-venöse Blutungen auftreten. Wegen der meist ausgedehnten Blutung und Mitverletzung der Großhirnrinde hat diese Hämatomform eine sehr schlechte Prognose (Letalität ca. 60%).

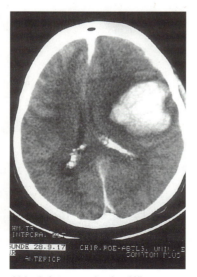

Abb. 6: Intrazerebrales Hämatom (CT)

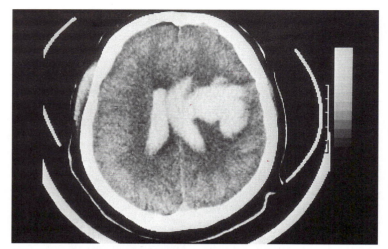

Abb. 7: Intrazerebrales Hämatom mit Ventrikeleinbruch (CT)

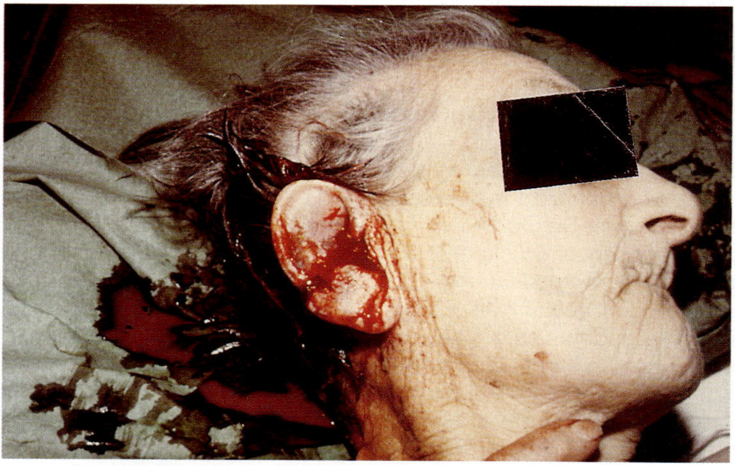

Abb. 8: Blutung aus dem rechten Ohr bei Schädelbasisbruch

3. Intrazerebrales Hämatom

Voraussetzung für die Entstehung sind in der Regel schwere Gewalteinwirkungen auf den Schädel; Gefäßrupturen in der Hirnsubstanz oder auch Blutungen aus Kontusionsherden in der Großhirnrinde führen zu diesen intrazerebralen Raumforderungen. Sie sind meist im Frontal- oder Temporalbereich (Abb. 6) lokalisiert und können auch in das Ventrikelsystem (Abb. 7) einbrechen (sehr schlechte Prognose!) Intrazerebrale Hämatome sind oft mit einem epi- oder subduralen Hämatom kombiniert.

Außerdem müssen, bevor eine Therapie der Schädelhirntraumen beschrieben wird, die folgenden vier speziellen Fälle dargestellt werden.

1. Schädelbasisfraktur

Bei der frontobasalen Frakturform imponieren **Blutungen aus dem Nasenrachenraum** (Abb. 1), während eine **Blutung aus dem Gehörgang** auf eine laterobasale Fraktur deutet (Abb. 8). Die klassischen Zeichen wie **Monokel- oder Brillenhämatom** (Abb. 1) treten oft erst nach Stunden auf und kommen auch bei Mittelgesichtsfrakturen vor, die jedoch sehr häufig mit Basisfrakturen kombiniert sind. **Schleimhautblutungen** am **Rachendach** und an der **Rachenhinterwand** (Inspektion bei der Intubation!) sind hinweisend. Austritt von Hirngewebe sowie Liquorfluß sind klare klinische Zeichen für eine offene basale Fraktur.

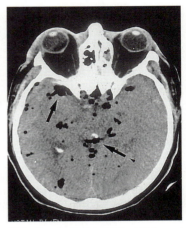

Abb. 9: ➡ **Lufteinschlüsse bei offener Basisfraktur** **(CT)**

Zum Nachweis einer Liquorrhoe eignet sich vor Ort der »**Kompressentest**«. Dazu wird z.B. Blut aus der Nase auf einer Kompresse aufgefangen; ist dieses Blut mit Liquor gemischt, bildet sich um den Bluttropfen ein »**heller Hof**«. Im Computertomogramm sind beispielsweise intrakranielle Luftansammlungen beweisend (Abb. 9).

> **Merke:**
> In einem Drittel aller Fälle sind Schädelbasisfrakturen mit intrakraniellen Hämatomen kombiniert.

2. Gesichtsschädelverletzungen

Die Einteilung in LeFort I - III-Frakturen spielt präklinisch keine Rolle. Von Bedeutung ist nur die Feststellung eines Gesichtsschädeltraumas;

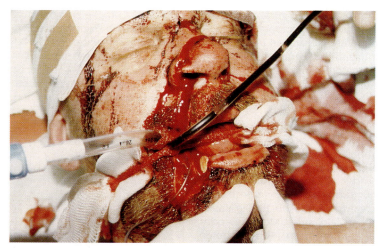

Abb. 10: Gespaltener Unterkiefer

bei LeFort I und II ist der Oberkiefer beweglich, bei Grad III »wackelt« das gesamte Mittelgesicht. Je nach Schwellung sind meist Stufenbildungen tastbar. Am häufigsten finden sich Jochbeinfrakturen, die klinisch an einer infraorbitalen Stufe zu identifizieren sind. Bei der **Orbitabodenfraktur** (»Blow-out-Fraktur«) dislozieren Weichteile in die Kieferhöhle und führen zum Absinken des Augapfels. Die Patienten, soweit bewußtseinsklar, klagen über **Doppelbilder**. Ein Lidhämatom sowie eine Motilitätseinschränkung des Auges sind klinisch erkennbar. Die **Unterkieferfraktur** wird anhand einer Stufenbildung in den Zahnreihen sowie einer abnormen Beweglichkeit diagnostiziert (Abb. 10). Vital bedrohlich ist eine Trümmerfraktur des Unterkiefers. Der Zungengrundmuskulatur fehlt der vordere Fixpunkt (zwischen den Eckzähnen), so daß der Zungengrund gegen die Rachenhinterwand fällt und die Atemwege verlegt. In dieser Situation ist der **Esmarch-Handgriff** kontraindiziert, da durch die Überstreckung des Kopfes an der Zungengrundmuskulatur gezogen wird, so daß die Fragmente des Unterkiefers nach hinten luxieren und die Luftwege verschließen.
Wenn möglich, sollten **ausgeschlagene Zähne** (vgl. Kap. 3, Abb. 1) ungereinigt in **feuchten Kochsalzkompressen** konserviert werden, da sie bei der späteren Rekonstruktion als Leitschiene Verwendung finden. Teilweise extreme Blutungen **(A. maxillaris!)** zwingen zur Tamponade der Nasennebenhöhlen; die Einlage eines sogenannten **Masing-Tubus** führt rasch zur Blutstillung (Abb. 11). Alternativ finden Blasendauerkathe-

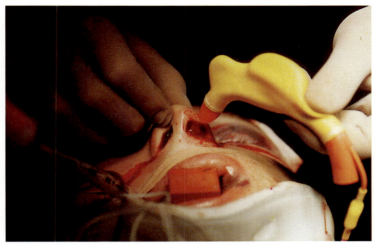

Abb. 11: Masing-Tubus **(Einsatzfoto)**

ter Verwendung (Abb. 12), die ungeblockt durch die Nase in den Epipharynx geschoben werden. Nach laryngoskopischer Kontrolle werden die Katheter im Rachen (Abb. 13) mit Kochsalzlösung geblockt und durch Zug von außen gegen die Choanen gedrückt. Die vordere Nasenöffnung wird mit Kompressen und Pflastern dicht verschlossen, so daß sich die Blutung in der Nasennebenhöhle selbst tamponiert. Bei unstillbarer Blutung im Rachen kann zusätzlich der Mund- und Rachenraum mit Mullbinden, Tüchern etc. »ausgestopft« werden (Abb. 14, 15).

3. Offene Schädelhirnverletzungen

Im Prinzip muß unterschieden werden zwischen Verletzungen, bei denen »nur« Weichteile lädiert sind,

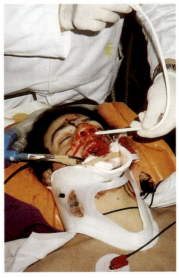

Abb. 12: Blasendauerkatheter als Notbehelf zur Nasennebenhöhlentamponade

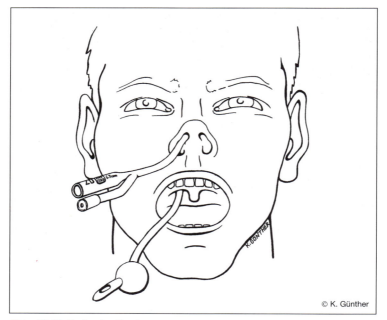

© K. Günther

Abb. 13: Katheter im Rachen

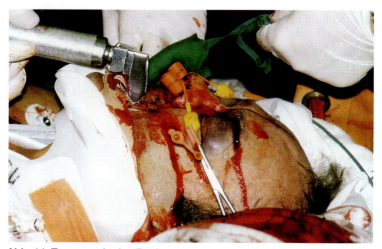

Abb. 14: Tamponade des Rachenraumes

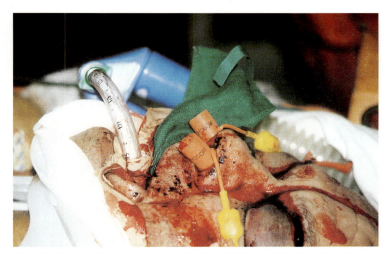

Abb. 15: Masing-Tuben, tamponierte Mundhöhle und Rachen bei schwersten Blutungen

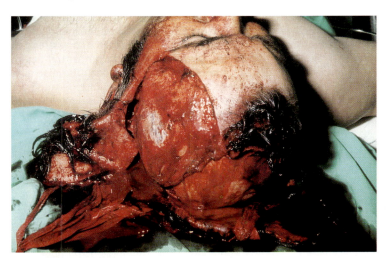

Abb. 16: Skalpierungsverletzung mit schwerster Blutung **(Einsatzfoto)**

etwa bei Kopfschwartenzerreißungen oder sogar Skalpierungsverletzungen (Abb. 16), und jenen, bei denen der Schädelknochen eröffnet ist und Gehirn freiliegt (Abb. 17).

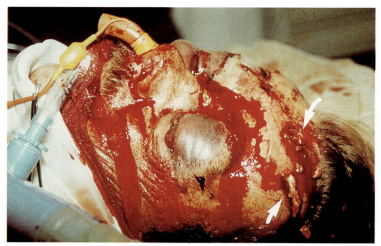

Abb. 17: ➡ Hirnaustritt

Die sogenannten Kopfplatzwunden sind nicht zu unterschätzen, da sie teilweise zu schweren Blutverlusten führen. Bei Einrissen im Schläfenlappenbereich kommt es bei Ruptur der A. temporalis zu pulsierenden arteriellen Blutungen (Abb. 18). Diese Verletzungsform ist mit einem Druckverband oft nicht zu beherrschen, so daß ausnahmsweise eine (Gefäß-)Klemme gesetzt werden soll. Bei schweren Blutungen muß der »normale« Druckverband gelegentlich mit elastischen Binden und evtl. mit zusätzlichen Tüchern verstärkt werden.

> **Merke:**
> Beim kleinen Kind können subgaleale Hämatome je nach Ausdehnung zum Schock führen.

Freiliegendes Hirngewebe wird manuell nicht manipuliert (Repositionsversuch), sondern mit feuchten Kompressen (z.B. Ringer-Lösung) steril abgedeckt. Fremdkörper sind selbstverständlich zu belassen.

4. Augenverletzungen

Berüchtigt sind die »Windschutzscheibenverletzungen«, bei denen Glassplitter gelegentlich sogar beide Augenbulbi perforieren und zur Erblindung führen (Abb. 19). Die Inspektion zeigt bei perforierenden

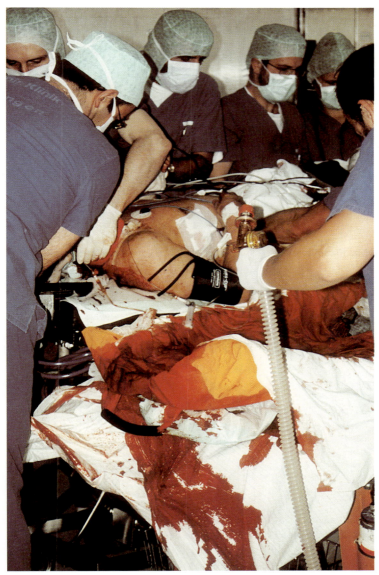

Abb. 18: Ruptur der A. temporalis, Hb 3,5 g % (!), vor OP (trotz Druck-verband)

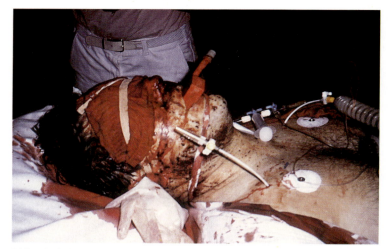

Abb. 19: Schweres SHT mit Augenperforation (»Windschutzscheibe«) (Einsatzfoto)

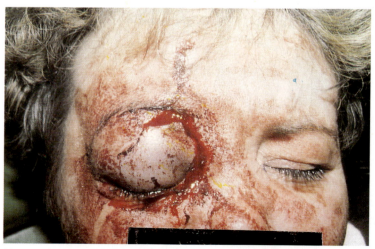

Abb. 20: Schweres Kontusionstrauma des rechten Auges

Verletzungen in typischer Weise eine **Pupillenverziehung**. Selbst bei Verdacht auf diese Läsion verbietet sich jede Manipulation, d.h. auch die Entfernung von Fremdkörpern ist zu unterlassen. Das Auge wird nur trocken und steril verbunden, wobei kein Druck auf den Bulbus ausgeübt werden darf. Am besten wird auch das gesunde Auge mitverbunden, damit nicht durch Bewegungen dieses Auges das kranke sich mitbewegt und Fremdkörper weiter eindringen können. Bei Kontusionstraumen des Auges (Abb. 20), erkennbar an einer **unrunden Pupille** sowie an der **unterschiedlichen Augenfarbe** (Blut in der Augenvorderkammer) ist ebenfalls eine Ruhigstellung durch einen Verband angezeigt.

Zum Glück sehr seltene Notfälle sind Verätzungen durch »**Batteriewasser**«, die jedoch eine sofortige Behandlung erfordern, um eine drohende Erblindung zu verhindern. Notfalls mit Gewalt müssen die Lider gespreizt und ausgiebigst mit jeder verfügbaren Flüssigkeit, am besten mit Infusionslösungen, gespült werden. Wenn vorhanden, sollte eine **lokale Tropfanästhesie (z.B. Conjuncain®)**, angewandt werden.

> **Merke:**
> Immer an Kontaktlinsen denken und diese entfernen!

Arterielle Hypotonie und Hypoxämie sind die entscheidenden Faktoren für die sekundäre **Hirnschädigung**. Die Aufrechterhaltung eines ausreichend hohen zerebralen Perfusionsdruckes **(nicht < 70 mmHg!)** ist essentiell zur Vermeidung ischämischer Hirnschäden. Durch rasches Infundieren (Druckinfusion, mehrere Zugänge etc.) sollte ein mittlerer arterieller Blutdruck von 90 mmHg **(entspricht 120 mmHg systolisch)** erreicht werden.

Volumenzufuhr

Daher sollten zunächst kolloidale Lösungen (z.B. HAES etc.) Verwendung finden, da für den gleichen Volumeneffekt die drei- bis vierfache Menge einer Elektrolytlösung nötig wäre. Wegen der gestörten »Blut-Hirn-Schranke« beim Schädelhirntrauma dürfen nur isotone Elektrolytlösungen (z.B. Ringer-Lösung) infundiert werden. Hypotone kristalloide Lösungen (5%ige Glukose, Ringer-Laktat-Lösung) begünstigen ein Hirnödem. Glukose- und kohlenhydrathaltige Lösungen sind auch ungeeignet, da in der akuten Traumaphase bereits Blutzuckerverwertungsstörungen bestehen (schwere Hyperglykämie!).

Sauerstoff

Sauerstoff wird in jedem Fall mit einer Sonde verabreicht (ca. 6 l), nicht mit einer Maske, da bei Erbrechen Aspirationsgefahr besteht. Am sinnvollsten ist stets die Intubation und Beatmung mit 100% Sauerstoff; dabei sollte die periphere O_2-Sättigung über 95% betragen (Pulsoxymetrie!)

Der eigentlich schädigende Faktor beim Schädelhirntrauma ist der Anstieg des intrakraniellen Druckes **(Hirnödem)**. Hypoventilation und der traumabedingte gesteigerte Hirnstoffwechsel führen zum **Anstieg des pCO_2** und des **Laktatspiegels** im Blut. Die reaktiv einsetzende Autoregulation des Gehirns führt durch Erweiterung der Hirngefäße und damit bedingte Vermehrung des intrakraniellen Blutvolumens zum Druckanstieg.

Hyperventilation

Die Hyperventilation, die zum Abfall des pCO_2 und damit zur Vasokonstriktion im Gehirn mit Abnahme des Blutvolumens und letztlich des Hirndruckes führt, ist nurmehr unter intensivmedizinischem Monitoring zulässig.

Eine »prophylaktische« Hyperventilation kann eine zerebrale Ischämie verstärken, daher wird präklinisch der Patient nur »**normoventiliert**« **(Atemminutenvolumen = 150 ml/kg KG)**.

Analgetika

Schmerzen führen zur Katecholaminausschüttung mit konsekutivem Anstieg des Hirndruckes, so daß konsequenterweise der Analgetikagabe eine große Bedeutung zukommt. Mittel der Wahl ist **Fentanyl®** wegen der sehr hohen Analgesiepotenz, der kurzen Wirksamkeit (cirka 30 min) und damit der besseren Steuerbarkeit. Die Einzeldosierung beträgt **0,1 mg (= 2 ml)**. Am besten wird eine Narkose eingeleitet mit Sedierung und Relaxierung, da so mehrere Vorteile kombiniert werden.

Sedativa

Diese führen indirekt zur Hirndrucksenkung durch Verringerung der Muskelaktivität und des Sauerstoffverbrauches; dies ist besonders wichtig bei Krampfanfällen, die zu einem exzessiven Sauerstoffverbrauch führen. Durch die Zugabe von **Benzodiazepinen**, z.B. Valium® oder Midazolam (Dormicum®) werden auch niedrigere Fentanyldosen erforderlich. Mittel der Wahl ist wegen seiner kurzen Wirksamkeit **Dormicum®** in einer Dosierung von **0,05 - 0,1 mg/kg KG** (Dosis beim Erwachsenen: durchschnittlich 4 - 8 mg).

Die **Muskelrelaxierung** wird zunächst mit **Succinylcholin (Lysthenon®)** begonnen und mit **Pancuronium (Pancuronium Organon®)** in einer Dosierung von **0,05 - 0,1 mg/kg KG** fortgeführt, beim durchschnittlichen Erwachsenen z.B. 4 - 6 mg. Die Relaxierung gewährt eine gleichmäßige Beatmung ohne Hirndruckanstieg, der sonst, besonders bei der Manipulation im Tracheobronchialsystem (Absaugen), exzessive Werte annimmt.

Zur Intubation des Erwachsenen hat sich vor Ort folgendes Schema bewährt:

1. **Dormicum® 0,05 - 0,1 mg/kg KG (ca. 4 - 8 mg)**
2. **Fentanyl® 0,1 mg als Einzeldosis** (nicht atemdepressiv!)
3. **als kurzwirksames Narkotikum: Etomidat (Hypnomidate®): 0,15 - 0,30 mg/kg KG i. v.**
4. je nach Bedarf **Lysthenon®: 1 mg/kg KG (1 ml der 2%igen Lösung = 20 mg)** (Kontraindikation: perforierte Augenverletzungen, ausgedehnte Muskelquetschungen).
5. je nach Kreislaufsituation anschließend fraktionierte Gabe von **Fentanyl®** in einer Gesamtinitialdosis von **5 - 10 μg/kg Körpergewicht (0,1 mg = 2 ml/10 [!] kg KG)**.

Dieses Vorgehen entfällt natürlich beim Atemstillstand.

Beim Bewußtlosen mit noch vorhandener Spontanatmung ist die Prämedikation, zumindest mit Fentanyl® und Dormicum®, empfehlenswert, um »Blutdruckspitzen« bei der Intubation zu vermindern. Auch nach Beseitigung eines Atemstillstandes sollten wenigstens Schmerzmittel und Sedativa injiziert werden; schlimmstenfalls atmen die Patienten »gegen den Tubus« und entwickeln dabei exzessiv hohe intrakranielle Drücke.

Merke:
Bei Volumenmangelschock mit kritisch erniedrigten Blutdruck kann zur Narkoseeinleitung auch **Ketamin (Ketanest®)** verwendet werden **(Dosis: 1 - 2 mg/kg KG)**. Die Rachenreflexe werden dabei nicht beeinträchtigt und zum anderen ein leichter Blutdruckanstieg provoziert.
Befürchtungen, daß Ketanest einen leichten Hirndruckanstieg verursacht, können damit entkräftet werden, daß ein Abfall des Systemdruckes weit gefährlicher für das Gehirn ist; andererseits wird der ketamininduzierte Hirndruckanstieg durch Hyperventilation wieder kompensiert.

Die Verwendung von **Barbituraten** (z.B. Trapanal®) zur Narkoseleitung muß sehr kritisch beurteilt werden, da sie zum einen einen Blutdruckabfall verursachen, zum anderen negativ inotrop wirken und daher besonders Patienten mit koronaren Herzerkrankungen gefährden.

Lidocain (Xylocain®) in einer Dosierung von **1,0 - 1,5 mg/kg KG** soll einen intrakraniellen Druckanstieg, etwa bei der Intubation, vermeiden bzw. einen erhöhten Hirndruck durch Vasokonstriktion und Membranstabilisierung senken. Zu beachten ist auch hier der Blutdruckabfall, besonders beim Schockpatienten.

Die Körperhochlage (30°) mit dem Kopf in Neutralstellung verbessert den venösen Rückstrom und senkt den Hirndruck. Die Hochlage ist jedoch nur bei suffizientem arteriellen Systemdruck erlaubt (systolischer Blutdruck mindestens 100 mmHg). Die Oberkörperhochlage ist natürlich kontraindiziert bei begleitendem Wirbelsäulentrauma; jedoch spielt dies im Rettungswagen keine Rolle, da der Patient hydraulisch in »einer Achse« auf der Trage hochgelagert werden kann.

Merke:
Bei Einklemmungssymptomatik (Streckkrämpfe!) liegt ein akut lebensbedrohliches Zustandsbild vor, das dringendst einen neurochirurgischen Eingriff benötigt. In diesen verzweifelten Situationen, bei denen kein Neurochirurg umgehend zur Verfügung steht (z.B. lange Anfahrtszeit mit dem Rettungswagen) bleibt als Ultima ratio eine rasche Flüssigkeitsausschwemmung mit Furosemid (**Lasix® 40 - 60 mg**) oder die i. v. Infusion einer **20%igen Mannitollösung (0,25 - 1 g Mannit pro kg KG)**. In 250 ml Mannitlösung 20% sind 50 g Mannit gelöst.
Man muß jedoch klar zu bedenken geben, daß diese Maßnahme nur beim reinen Hirnödem eine Wirkung verspricht. Ist die Ursache der Einklemmung z.B. ein epidurales Hämatom, wirkt Lasix oder Mannit fatal, da ein sogenannter **Rebound-Effekt** auftritt, bei dem durch die Entwässerung des begleitenden Ödems, welches die Blutung tamponiert, diese wieder verstärkt einsetzen kann.

Halsverletzungen

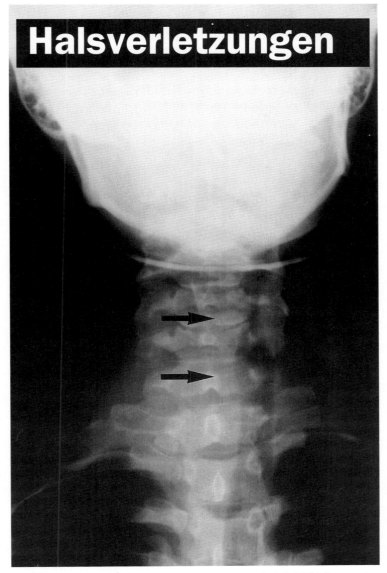

Luftröhre aus der Mittellinie nach links verlagert bei Schilddrüsenruptur
mit massiver Blutung   (Röntgenaufnahme)

Halsverletzungen sind sehr tückisch, da sie zum einen akut lebensbedrohlich werden, andererseits primär oft nicht zu erkennen sind und
fatale Konsequenzen für den Patienten bewirken. Querschnitts-
lähmungen bei Frakturen oder Luxationen der Halswirbelsäule (Abb. 1)
sind häufig einer unsachgemäßen, überstürzten Rettungsaktion zuzu-
schreiben. Bei Bewußtseinstrübung ist diese Gefahr noch größer, da
hinweisende Symptome wie Schmerzen im Halswirbelsäulenbereich,
Sensibilitätsstörungen der oberen Extremitäten o.ä. fehlen.

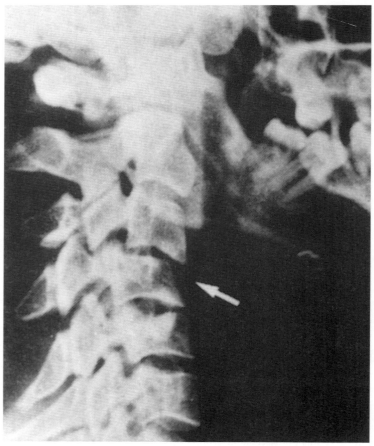

Abb. 1: Luxation der HWS

Energisch gewarnt werden muß vor dem **Rautek-Griff**, der nur im äußersten Notfall, d.h. wenn nur ein Helfer zur Seite ist und das Fahrzeug z.B. brennt, angewandt werden sollte. Bei Rettung mit dem Rautek-Griff ist der Hals nicht immobilisiert und »pendelt« unkontrolliert hin und her; nur mit regelrecht angelegter Zervikalstütze (z.B. Stiff-Neck) kann diese unkontrollierte Bewegung vermieden werden.

Prinzipiell gilt die Regel, daß jeder Polytraumatisierte, speziell der Bewußtseinsgetrübte, wie ein Wirbelsäulenverletzter zu behandeln ist.

Ähnlich problematisch ist die Helmabnahme beim verunglückten Motorradfahrer, die auch nur erfolgen sollte, wenn ein Zweithelfer ständig die Halswirbelsäule abstützt und in Längsrichtung vorsichtig zieht.

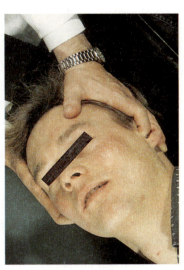

Bei mit Blut oder Erbrochenem verschmiertem Kopf (vgl. Kap. 2, Abb. 11), ist es teilweise sehr schwierig, den Schädel und damit die Halswirbelsäule zu stabilisieren, zumal die Hände ungewollt abrutschen können. Mit einem speziellen **Klammergriff** (Abb. 2) läßt sich ein Abrutschen vermeiden. Dabei werden beide Zeigefinger des Helfers in die Gehörgänge des Verletzten gesteckt und so der Kopf fixiert. Penetrierende

Abb. 2: »Klammergriff«

Verletzungen sind in unseren Breiten sehr selten; jedoch sollten kleine Eintrittspforten nicht über ausgedehnte Verletzungen hinwegtäuschen (Abb. 3). Am häufigsten liegen geschlossene Veneneinrisse vor, die zunächst unauffällig erscheinen, jedoch durch ein rasch zunehmendes Hämatom mit Trachealkompression zum Ersticken führen können. Eine deutliche **Veränderung der Halskontur** muß an eine **Gefäßruptur** denken lassen.

Bei eröffneter Halsregion mit Ruptur der Vena jugularis droht eine **Luftembolie;** beim Polytrauma ist diese Gefahr besonders groß, da der vorliegende Volumenmangel einen negativen Venendruck erzeugt, so daß verstärkt »Luft angesaugt« wird.

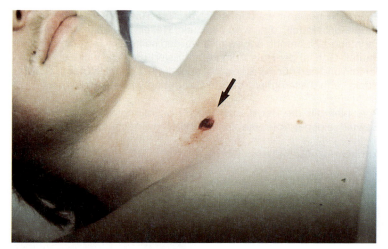

Abb. 3: Kleine penetrierende Wunde

Im kleinen Kreislauf bewirkt die angesogene Luft eine Blockade der rechtsventrikulären Ausflußbahn mit akuter Ventrikeldilatation. Bei Luftansammlung im großen Kreislauf gelangen Luftblasen in die Koronararterien und verursachen Stenokardien, Rhythmusstörungen sowie eine Herzinsuffizienz. Ein Teil der Luftblasen passiert das Gehirn und führt zu Kopfschmerzen, zu Krampfanfällen sowie zu zerebralen Ausfällen bis zur totalen Parese.

Bei fulminanter Luftembolie tritt plötzlich eine Schnappatmung auf, meist zeigt sich diese Embolie unter dem Bild des kardiogenen Schockes, der bei polytraumatisierten Patienten nur sehr schwer zu differenzieren ist.

Bei eröffneten Halsvenen müssen diese sofort, am besten mit nassen Tüchern, abgedichtet werden, um weiteren Lufteintritt zu verhindern. Bei spontan atmenden Patienten sind **unstillbare Hustenattacken** diesbezüglich auffällig. Bei Verdacht auf eine Luftembolie muß die Brust auskultiert werden, um das sogenannte **Mühlradgeräusch**, ein pulssynchrones Herzgeräusch, wahrzunehmen, das bei fulminantem Verlauf sogar ohne Stethoskop zu hören ist.

In dieser dramatischen Situation muß der Patient sofort in Kopftief- und Linksseitenlage gebracht werden. So kann Luft aus dem Ausflußtrakt des rechten Ventrikels entweichen. Simultan muß sofort eine rasche Volumengabe zur Anhebung des Venendruckes erfolgen und gleichzeitig auf eine PEEP-Beatmung übergegangen werden. Lebensrettend ist die **Punktion des Ventrikels**, die perkutan im **III. oder IV. ICR links parasternal** erfolgt. Diese Maßnahme muß schnellstens durchgeführt werden, da eine primäre externe Herzmassage bei Luftembolie wegen Verschleppung von Luftblasen kontraindiziert ist.

Offene Halswunden mit eingerissener Arteria carotis führen unbehandelt in Minutenschnelle zum Verblutungstod. Unverzüglich muß zunächst eine manuelle Kompression erfolgen (Abb. 4), anschließend wird ein dicker zirkulärer Verband angelegt. Auf einen Druckverband sollte man verzichten, um eine mögliche Restperfusion zum Gehirn nicht zu behindern. Verboten sind Klemmen, die, »blind« gesetzt, nur zusätzliche Schäden verursachen.

Wegen des geringen Weichteilmantels über der Halsschlagader können banale stumpfe Gewalteinwirkungen einen Einriß der Gefäßinnenschicht bewirken (Abb. 5). Durch den steten Blutstrom wird die Intima allmählich abgehoben und führt auf diese Weise nach Stunden oder

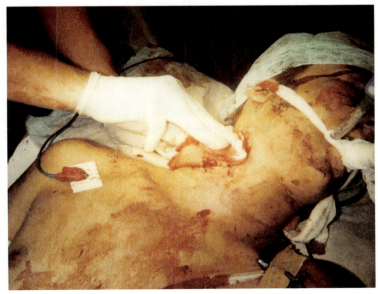

Abb. 4: Kompression bei offener Halswunde   (Einsatzfoto)

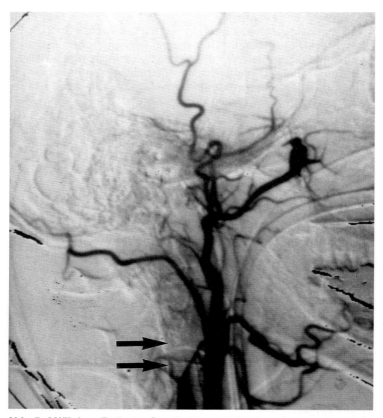

Abb. 5: 30jähriger Patient - Carotis-Verschluß (➡) nach stumpfem Halstrauma   (Angiographie)

sogar erst nach Tagen zur kompletten Verlegung des Gefäßlumens mit
nachfolgendem ischämischem Insult und schwersten neurologischen
Ausfallerscheinungen (Lähmung, Erblindung etc.).

Hauptursachen sind nicht korrekt angelegte Sicherheitsgurte, welche
die Halsregion quetschen, oder Nackenstützen, die bei einem Frontal-
zusammenstoß abbrechen, so daß der zurückschleudernde Kopf zu
einer Überdehnung des Halses führt **(Akzelerationstrauma)**.

Bei **eröffneten Luftwegen** imponieren primär **Luftblasen**, die im Wundgebiet bei der Ausatmung auftreten. **Bluthusten, Luftnot** und ein rasch auftretendes **Hautemphysem** sind Leitsymptome für eine **Trachealruptur**. Im schlimmsten Falle reißt die Trachea komplett durch und rutscht hinter das Brustbein. Ist der Hals offen, kann eine **direkte Intubation** in die Luftröhre versucht werden.

> **Merke:**
> Schwere Gesichtsschädelverletzungen sind in 3% aller Fälle mit einer Halsgefäßruptur kombiniert (Abb. 6).
> Daher muß bei den genannten Verletzungsformen in der Klinik stets eine Dopplersonographie der Halsgefäße durchgeführt werden.

Beim Aufprall des Halses auf das Lenkrad oder Amaturenbrett kann vor allem bei geschlossener Stimmritze das knorpelige Kehlkopfgerüst frakturieren. Die dabei entstehenden submukösen Hämatome führen rasch zur **Atembehinderung. Heiserkeit, inspiratorischer Stridor,**

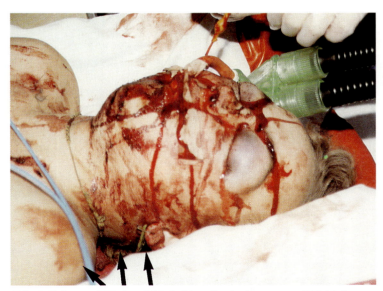

Abb. 6: Schwere Mittelgesichtsfraktur: Quetschungen und Einblutungen am Hals (venöse Verletzung)

Bluthusten sowie ein **Hautemphysem** sind weitere auffällige Symptome. Die normalen Konturen der Halsvorderseite »verwischen«, des weiteren kann der Schildknorpel nicht mehr getastet werden. Laryngoskopisch sind **blaurote, submuköse Hämatome** erkennbar. Wird eine Beatmung notwendig, ist eine Intubation sehr gefährlich, da verstärkt Blutungen ausgelöst werden können; in diesem Falle ist die Koniotomie das sicherere Verfahren (vgl. Kap. 3).

Ösophagusverletzungen sind sehr selten und treten in der Regel nur bei ausgedehnten Verletzungen im Halsbereich auf. Ein **Hautemphysem** und akute **heftige Schmerzen**, die der bewußtseinsklare Patient im Verlauf der Speiseröhre verspürt, sind Hinweise, eine Diagnose ist natürlich präklinisch nicht möglich. Aus diesem Grunde muß in der Klinik bei einem Halstrauma auch eine Endoskopie der Speiseröhre durchgeführt werden.

Bei allen Verletzungen des Halses sollte, wenn nicht bereits andere Indikationen im Rahmen des Polytraumas bestehen, frühzeitig intubiert werden. Bei einer Trachealverdrängung durch massive Hämatome, wie sie z.B. bei einer Schilddrüsenruptur entstehen (s. Titel, S. 73), kann jede Verzögerung die Intubation dann unmöglich machen.

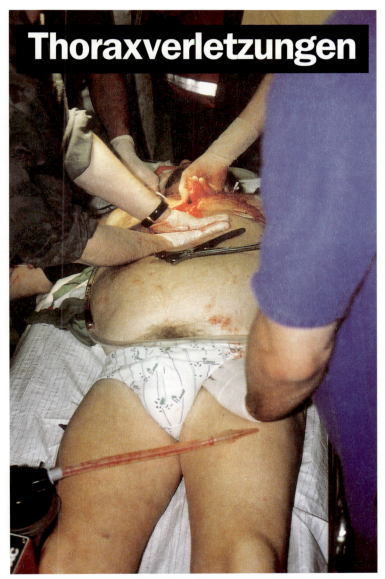

Thoraxverletzungen

Transabdominelle Perikardiotomie und Herzmassage bei Sternumtrümmer-fraktur und Herzstillstand (Einsatzfoto)

Thoraxverletzungen sind großenteils mit verantwortlich für die hohe Letalität von Polytraumatisierten, so daß ihnen eine besondere Beachtung geschenkt werden muß. Eine frühzeitige Diagnose und Erstbehandlung können entscheidend zur Verminderung der Gesamtletalität und -invalidität beitragen.

Schwere Thoraxtraumen sind häufig mit anderen Verletzungen kombiniert, so daß spezifisch danach gefahndet werden muß; z.B. Frakturen der Brustwirbelsäule oder Läsionen von Leber und Milz bei Frakturen im unteren Rippenbereich (s. Kap. 9).

Auf Schädelhirntraumen haben Thoraxverletzungen einen sehr negativen Einfluß, zum einen durch pulmonal bedingte hypoxische Zustände und der damit verbundenen zerebralen Sauerstoffverarmung und zum anderen durch Beeinträchtigung des venösen Rückstroms, z.B. bei einer Perikardtamponade, welche die Ausbildung eines Hirnödems fördert.

Gerade bei Verletzungen des Brustkorbes gilt es, durch eine rasche Untersuchung mittels **Palpation, Inspektion** und **Auskultation** die akut vitalen Zustände von den weniger bedrohlichen Situationen zunächst abzugrenzen.

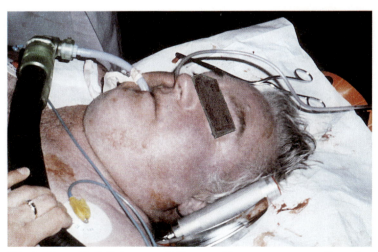

Abb. 1: Obere Einflußstauung mit Zyanose (Spannungspneumothorax)
(Einsatzfoto)

Leitsymptom ist die ausgeprägte **Luftnot**, die zu umgehendem Handeln zwingt. Nach Freimachen der Atemwege und Ausschluß einer Trachealverlegung stehen 4 Extremsituationen im Vordergrund, die unbehandelt rasch zum Atemstillstand führen. Glücklicherweise sind diese meist mit wenigen diagnostischen Maßnahmen schnell zu erkennen.

Am häufigsten liegt ein **Spannungspneumothorax** (Abb. 1) vor, der im Idealfall an gestauten Halsvenen, an der Zyanose und der extremen Dyspnoe auf Anhieb erkannt wird. Einschränkend muß jedoch betont

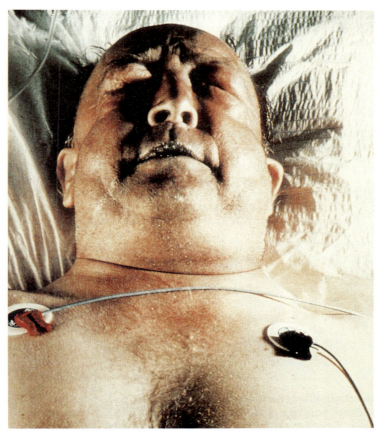

Abb. 2: Ausgeprägtes Hautemphysem

werden, daß bei einer ausgeprägten Hypovolämie durch massiven Blutverlust gestaute Halsvenen und Zyanose (bei Hämoglobinwerten unter 5 g%) fehlen können. Erleichtert wird die Diagnose »Spannungs-pneumothorax«, wenn bei einer großen Bronchial- oder Trachealruptur ein massives »**Luftleck**« zu einem ausgeprägten Hautemphysem (bei Palpation: »**Schneeknistern**«) führt, so daß der Patient wie »**aufgeblasen**« aussieht (Abb. 2). Ein abgeschwächtes oder aufgehobenes Atemgeräusch der betroffenen Seite ist ein weiteres wichtiges diagnostisches Kriterium. Ein sogenannter »Schachtelton« bei der Perkussion läßt sich im Rahmen der Polytraumaversorgung aufgrund der Geräuschkulisse nur sehr schwierig verifizieren. Zur Entlastung muß schnellstens eine großlumige Punktionskanüle in den 2. und 3. ICR am Oberrand der Rippen eingestochen werden. Ein Tiegelventil ist nicht notwendig, entscheidend ist nur der schnelle Druckausgleich. Ein sogenannter Pleuracath ist ebenfalls ein sehr schnelles Verfahren, um die Akutsituation zu beseitigen. Jedoch ist zu bedenken, daß beide Punktionsmethoden bei einem großen Luftleck (z.B. Trachealruptur) oder beim Hämatothorax nicht ausreichend sind. Eine Monaldi- oder Bülau-Drainage ist dann in jedem Fall indiziert.

Technik:
Zur Einlage von Thoraxdrainagen sind aufgrund der hohen Verletzungsgefahr Trokare nicht mehr indiziert. Zur Einlage wird die »**stumpfe Technik**« (Abb. 3) gewählt, bei der die Haut inzidiert, die Muskulatur am Oberrand der Rippen mit einer Schere gespreizt und anschließend die Pleura stumpf mit dem Finger perforiert wird. Dabei kann der Finger zusätzlich die Pleurahöhle austasten, um die Verletzungsgefahren, z.B. bei intrathorakal verlagerten Organen, zu vermindern. Über diesen »vorgebohrten Kanal« wird anschließend die Drainage eingeführt. Wichtig ist, daß niemals unterhalb der Mamillenhöhe bzw. handbreit unterhalb der Achselhöhle ein Schlauch eingelegt wird, da beim liegenden Patienten nach einem stumpfen Bauchtrauma die Zwerchfelle hochstehen und so bei tiefem Einlegen der Drainage die Verletzungsgefahr der Bauchorgane sehr hoch ist.

Herzbeuteltamponaden zeigen zum größten Teil die Symptome des »Spannungspneumothorax«, so daß es primär äußerst schwierig ist, diese Verletzung zu erkennen. Eine Sternumfraktur sollte diesbezüglich immer ein Warnzeichen sein, vor allem beim gleichzeitigen Vorlie-

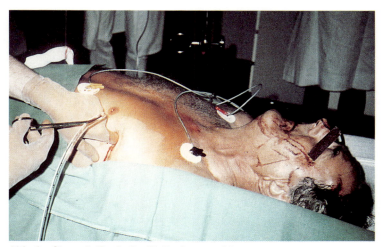

Abb. 3: »Stumpfe Technik« für Drainageneinlage

gen von Rhythmusstörungen, welche durch eine Myokardkontusion bedingt sein können. Letztlich ist die Perikardtamponade eine Ausschlußdiagnose, wenn trotz suffizienter Drainagen beider Brustkorbhöhlen die Symptomatik anhält und sich der Zustand des Patienten weiter dramatisch verschlechtert. Spätestens dann hat die subxyphoidale Punktion zu erfolgen (Abb. 4), wobei mit einer Spritze und Verweilkanüle in einem

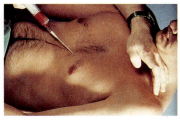

Abb. 4: Subxyphoidale Punktion

Winkel von 30 - 40 Grad zur Hautoberfläche unmittelbar unter dem Schwertfortsatz des Brustbeines eingestochen und beides unter ständiger Aspiration in Richtung Mitte des linken Schlüsselbeines vorgeschoben wird. Beim Durchstoßen des Herzbeutels gibt der Widerstand schlagartig nach und es füllt sich sofort Blut in die Spritzenkammer. Leider versagt diese Methode häufig, da die Punktionskanüle durch Blutkoagel verstopft wird. Als Ultima ratio kommt dann nur noch die **Perikardiotomie** in Frage (Abb. 5), die in verzweifelten Fällen angewendet werden darf, wenn folgende Kriterien vorliegen:

1. Es besteht schwerster Schockzustand mit drohendem Kreislaufzusammenbruch bzw. bereits eingetretenem Kreislaufstillstand.

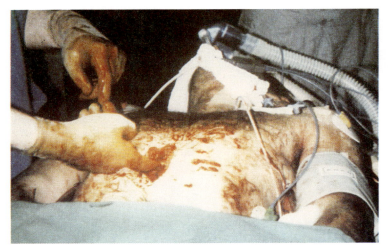

Abb. 5: Perikardiotomie durch einen Oberbauchschnitt   (Einsatzfoto)

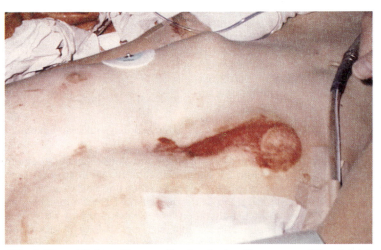

Abb. 6: Eingedrücktes Sternum (Lenkradaufprall)   (Einsatzfoto)

2. Klassische Zeichen wie Dyspnoe, Tachykardie, Einflußstauung usw. verschlechtern sich trotz ausreichender Drainage der Thoraxhöhlen, außer die Auskultation ergibt beidseits gut belüf-

tete Lungen, so daß primär der Verdacht auf eine Perikardtamponade fällt.

3. Ein entsprechendes Trauma (z.B. Einklemmung, Verschüttung)
muß vorliegen; hinweisend ist eine Sternumfraktur (Abb. 6) oder
eine eingedrückte vordere Brustwand.

Technik:
Von der Spitze des Schwert-
fortsatzes bis knapp oberhalb
des Nabels werden sämtliche
Schichten der Bauchdecke
scharf durchtrennt. Oberhalb
des Durchtrittes der Speiseröhre in den Bauchraum wird
das Zwerchfell einschließlich
des Herzbeutels ebenfalls
scharf durchtrennt, bis sich Blut
entleert oder das Herz sichtbar
wird. Die Perikardiotomie hat
den weiteren Vorteil, daß sie
zur **»halboffenen«** Herzmassage (Abb. 7) verwendet
werden kann. Dabei wird eine

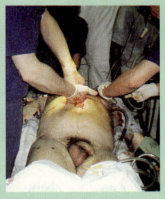

Abb. 7: »Halboffene« Herzmassage

Hand durch den Oberbauchschnitt in das Perikard und hinter
das Herz flach eingeführt und dieses gegen das Sternum
gedrückt. Mit der anderen Hand wird das Sternum von außen
fixiert. Diese Methode eignet sich auch gut bei Trümmer-
frakturen der vorderen Brustwand, bei der die normale Herzdruckmassage nicht durchführbar ist, jedoch muß dann die 2.
Hand zwischen Brustbein und Herz eingeführt werden zum
Schutz vor Knochenfragmenten (s. Titel, S. 81).

Ein weiteres vitalbedohliches Zustandsbild stellt die **instabile Thoraxwand** mit paradoxer Atmung dar, bei der das dislozierte Brust-
wandsegment bei Inspiration nach innen gezogen wird. Wegen der
dramatisch zunehmenden Atemnot und Hypoxie muß der Patient in
diesem Fall umgehend intubiert werden. Enorm wichtig ist, daß nach
der Intubation zur Vermeidung eines evtl. entstehenden Spannungspneumothorax sofort eine Thoraxdrainage eingelegt werden muß.
Eine extrem dramatische Situation liegt bei einem **offenen Pneumothorax** vor, bei dem durch einen völligen Kollaps der Lunge das

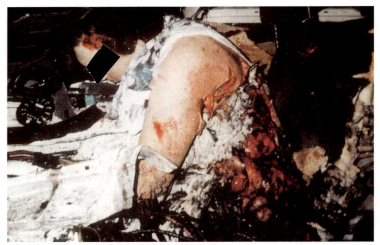

Abb. 8: Offener Pneumothorax (Einsatzfoto)

Mediastinum sich während der Inspiration zur gesunden Seite verzieht und ein **Mediastinalflattern** auslöst (Abb. 8). Dabei kommt es zur schwersten Hypoxie mit drohender Erstickung. Neben den klinischen Aspekten fällt ein »**schlürfendes Geräusch**« bei der Atemexkursion auf. Diese Perforationsstelle muß sofort mit Tüchern, Decken oder ähnlichem abgedichtet werden (Abb. 9), wobei bei verzweifelten Fällen mit großen Thoraxeröffnungen und nicht möglicher Abdichtung der sogenannte **Müller-Handgriff** zur Anwendung kommt. Dabei wird die Lunge mit der Hand gefaßt und zur Abdichtung in die Thoraxöffnung gezogen. Schnellstens muß dann die Intubation erfolgen und die Lunge mit **PEEP** beatmet werden. Anschließend wird die Verletzungsstelle mit sterilen Verbänden versorgt und kann mit breiten Pflasterstreifen abgeklebt werden, wenn zuvor eine Bülau-Drainage eingelegt wurde, um einen Spannungspneumothorax zu vermeiden.

Wegen der enormen Bedeutung der Thoraxtraumen müssen diese nochmals im Detail dargestellt werden.

Auf den »ersten Blick« lassen sich bereits viele wertvolle Informationen gewinnen, die zunächst noch »versteckte« Gefahren frühzeitig erkennen und bekämpfen lassen. Nachfolgende Symptome sind als **Warnzeichen** zu verstehen und sollten stets ernst genommen werden, um notfalls nicht überrascht reagieren zu müssen:

Blässe:
Schock, Volumenmangel
- Aortenruptur
- Subclaviaruptur
- extrathorakale Blutungen

Zyanose:
schwere Hypoxie
fehlt bei Massivblutung mit Hb-Werten unter 5 g%
- Aspiration
- Spannungspneumothorax
- Herzbeuteltamponade

Dyspnoe:
schwere Hypoxie
- Aspiration
- Spannungspneumothorax
- Herzbeuteltamponade
- schwere Lungenkontusion
- Fremdkörper in den oberen Lungenwegen; hier zusätzlich **inspiratorischer Stridor**

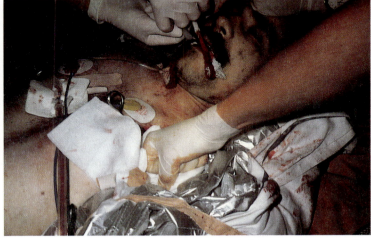

Abb. 9: Offene Thoraxverletzung - manuelle Abdichtung und Kompression (Einsatzfoto)

Obere Einflußstauung:
kann bei schwerem Blutvolumendefizit fehlen
- Spannungspneumothorax
- Herzbeuteltamponade

Hautemphysem:
- Bronchusruptur
- Trachealverletzung
- Parenchymzerreißung der Lunge
- Ösophaguseinriß

Hamman-Zeichen:
herzschlagsynchrones, plätscherndes oder knisterndes Geräusch am Thorax bei Mediastinalemphysem

Herzrhythmusstörungen:
- Volumenmangel
- Myokardkontusion

Verminderte oder aufgehobene Atemgeräusche:
- (Spannungs-)Pneumothorax
- massive, meist rechtseitige Aspiration (»vollgelaufene Lunge«)
- Hämatothorax
- Zwerchfellruptur mit intrathorakal verlagerten Bauchorganen; dabei gelegentlich **»plätschernde«** Geräusche (= Darmgeräusche)

Brodelnde Atemgeräusche:
- Aspiration »von oben« (z.B. schwere Blutung aus dem Nasen- und Rachenraum)
- Bronchuseinriß mit Blutung (intrapulmonale Blutung)

Pulse:
- schwach, fadenförmig bei Schock
- **einseitiges** Pulsdefizit oder einseitiger Pulsverlust an der A. radialis oder der A. brachialis: **Subklaviaruptur.**
- keine Pulse in den Leisten bei
  a) schwerstem Schockzustand
  b) Aortenruptur
- sog. **Pulsus paradoxus**
  Puls- und Blutdruckabfall (mindestens 10 mmHg systolisch) während der Inspiration bei einer Herzbeuteltamponade.

Herzgeräusche:
- sehr leise bei schwerem Volumenmangel oder Herzbeuteltamponade
- systolisches Geräusch bei Septumdefekt oder diastolisches Geräusch bei traumatischen Klappenläsionen

Bluthusten:
bzw. blutiges Bronchialsekret
- Lungenkontusion
- Trachealäsion
- Bronchusruptur
- Aspiration »von oben«.

Verletzungen des Skelettsystems treten häufig im Rahmen des Polytraumas auf, können jedoch auch den Verdacht auf eine Mitbeteiligung des Brustkorbes lenken.

Eine Skapulafraktur ist immer Zeichen einer schweren Gewalteinwirkung und sehr oft mit einem Thoraxtrauma kombiniert.
Bei Sternumfrakturen muß bei entsprechender Symptomatik an eine Einblutung in den Herzbeutel (Halsvenenstauung etc.) oder an eine Myokardkontusion (Rhythmusstörungen) gedacht werden (Abb.6, Abb. 10).

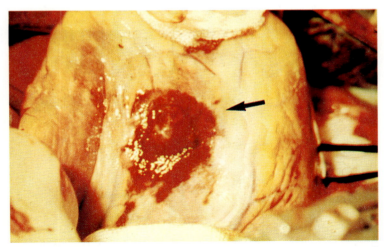

Abb. 10: Myokardkontusion, ➡ Kontusionsherd   **(OP-Foto)**

Bei fehlendem **einseitigen** Radialispuls und zusätzlich vorliegender Klavikulafraktur (über 80% der Fälle) erhärtet sich der Verdacht auf eine Läsion der **A. subclavia** (Abb. 11). In seltenen Fällen wird ein Schlüsselbeinbruch akut lebensbedrohlich, wenn der »Klavikelkopf« (= Sternoklavikulagelenk) nach hinten luxiert und die Trachea komprimiert. Ein kräftiges Zurückziehen beider Schultern nach hinten ist dann lebensrettend.

Rippenserienfrakturen werden häufig zu sehr auf die »leichte Schulter« genommen, dabei kann durch starke Schmerzen und atemmechanische Behinderung rasch eine Hypoventilation mit Abfall des systemischen pO_2 auftreten. Ausreichende Schmerzmittelgabe (Morphinpräparate), Sauerstoffgabe (6 l über Sonde) und, wenn möglich, Lagerung auf die verletzte Seite sind obligate Maßnahmen. Speziell beim Vorliegen eines Schädelhirntraumas ist an die frühzeitige Intubation zu denken. Dann muß auch eine Thoraxdrainage zur Prophylaxe eines Spannungspneus eingelegt werden.

> **Merke:**
> Wegen der Elastizität der Thoraxwand finden sich bei Kindern häufig keine Rippenfrakturen; dies darf jedoch nicht über die Schwere einer Lungenverletzung hinwegtäuschen.

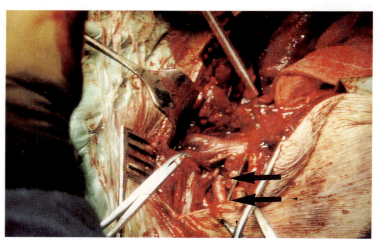

Abb. 11: ➡ ➡ abgerissene Arteria subclavia   **(OP-Foto)**

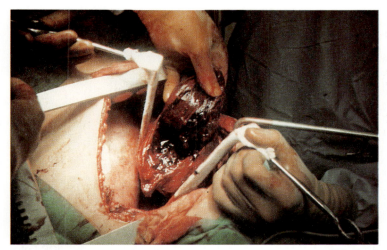

Abb. 12: Zerrissener rechter Unterlappen (OP-Foto)

Ein weiteres Gefahrenmoment sind durch Frakturfragmente bedingte Zerreißungen von Interkostalgefäßen, die sogar zum ausgeprägten Hämatothorax und Blutungsschock führen können.

Ein **Hämatothorax** läßt sich natürlich nicht mit einer Punktionskanüle oder Pleuracath drainieren. Ein dicklumiger Thoraxschlauch (Charrière 32) ist meist auch bereits die definitive Therapie. Durch die Ausdehnung der Lunge und Kompression gegen die Thoraxwand tamponieren sich die meisten Blutungen (ca. 90%).

Für das Persistieren der Blutung, zu der sich dann ein schwerer Schockzustand einstellt, sind fast immer Rupturen großer Gefäße verantwortlich. Die glücklicherweise seltenen **Lungengefäßeinrisse** sind meist mit Parenchymzerreißungen kombiniert (Abb. 12), welche durch den massiven Luftaustritt schnell zur Mediastinalverziehung führen.

Wie bereits erwähnt, ist bei einseitigem Pulsdefizit oder -verlust an eine Ruptur der **A. subclavia** als Ursache des Hämatothorax zu denken. Freie **Aortenrupturen** führen vor Ort zum Tode. Häufig liegen jedoch gedeckte Rupturen vor (Abb. 13), so daß bei massiver Volumenzufuhr ein Überleben möglich ist. In über 90% aller Fälle zerreißt die Aorta nach Abgang der linken A. subclavia.

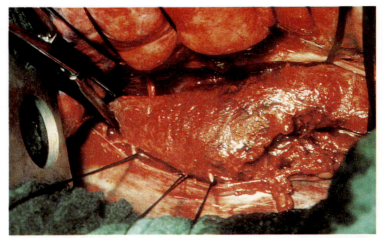

Abb. 13: Gedeckte Aortenruptur (OP-Foto)

Bei bewußtseinsklaren Verletzten verstärken Symptome wie zur Schulter ausstrahlende Rückenschmerzen, Heiserkeit sowie Atemnot und Dysphagie bei Kompression durch ein mediastinales Hämatom die Verdachtsdiagnose. Durch eine Ischämie im Spinalkanal kann sogar eine **Paraplegie** auftreten. In etwa 25 % aller Fälle kann ein systolisches Geräusch präkardial oder infraklavikulär auskultiert werden.

Seltene Einrisse im **Aorta-ascendens-Bereich** werden durch eine **Perikardtamponade** symptomatisch. Hauptursache der Tamponade ist jedoch ein **Kontusionsherd** (Abb. 10) am Myokard mit sukzessiver Sickerblutung in den Herzbeutel; dabei reichen bereits 150 - 200 ml Blut aus, um die Symptomatik auszulösen.

Die klassische **Trias der Tamponade**, abgeschwächte Herztöne, Blutdruckabfall und gestaute Halsvenen ist nur in einem Drittel der Fälle zu beobachten. Gerade beim Polytrauma mit massiven Blutverlusten findet man erniedrigte Venendrucke und damit keine Einflußstauung. Ein Einriß von Herzvorhof oder -kammer (Abb. 14) wird präklinisch in den seltensten Fällen überlebt.

Bei der **Myokardkontusion** (präkordiale, atemunabhängige Schmerzen) zwingen ausgeprägte, meist ventrikuläre **Rhythmusstörungen** zur medikamentösen Therapie mit **Lidocain** (Xylocain®) und **Ajmalin** (Gilurytmal®). Im EKG können Zeichen des Myokardinfarktes auftreten.

Ein systolisches Herzgeräusch lenkt den Verdacht auf einen traumatischen Septumdefekt, ein diastolisches Geräusch auf Klappenläsionen,
die in der Klinik weiter abgeklärt werden müssen. Bei schweren
Insuffizienzzeichen wird gegebenenfalls auch präklinisch der Einsatz
von **Katecholaminen** (Dopamin, Dobutamin) erforderlich.

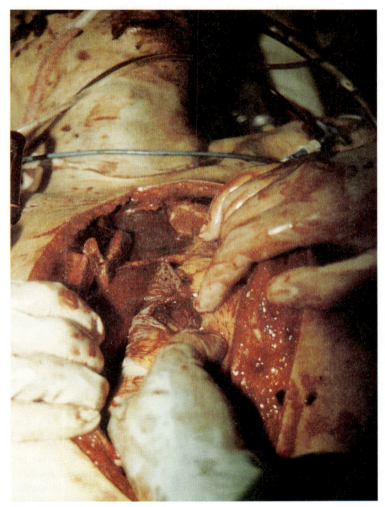

Abb. 14: Einriß des Herzvorhofes

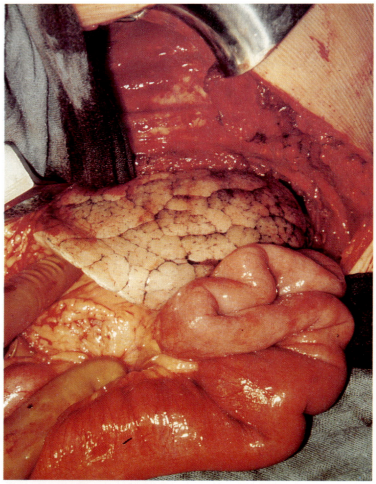

Abb. 15: Zwerchfellruptur (Lunge und Dünndarm sichtbar)

Gelegentlich »maskiert« sich hinter einem Spannungspneumothorax oder Hämatothorax eine **Zwerchfellruptur** (Abb. 15), wobei bei letzterem durch eine Milz- oder Leberruptur eine intrathorakale Blutung vorgetäuscht wird. Gerade wegen der bei der Zwerchfellruptur intrathorakal verlagerten Organe darf bei Thoraxdrainageneinlage kein Trokar verwendet werden.

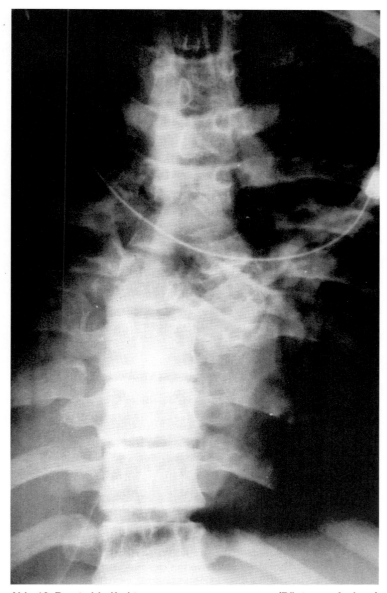

Abb. 16: Brustwirbelfrakturen (Röntgenaufnahme)

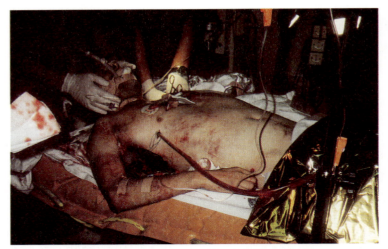

Abb. 17: Patient mit Hämatotorax und Wirbelsäulenfraktur

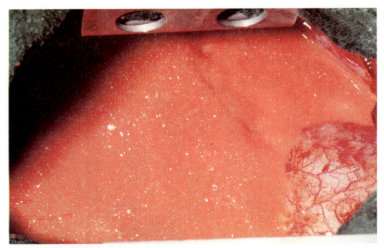

Abb. 18: Chylusfistel mit mehreren Litern Lymphe im Thorax

Nicht selten liegen begleitende Brustwirbelfrakturen (meist BWK IV-VI) vor, die auch Ursache eines Hämatothorax sein können (Abb. 16). Daher muß der Thoraxverletzte wegen der möglichen Querschnitts-verletzung äußerst vorsichtig gelagert und mit einer Vakuummatratze immobilisiert werden (Abb. 17).

In Ausnahmefällen, hauptsächlich bei penetrierenden Thoraxtraumen bzw. bei Hyperextensionstraumen der Wirbelsäule, kann eine Zerreißung des Ductus thoracicus auftreten, die zu einer **Chylusfistel** führt (Abb. 18). Dabei können täglich mehrere Liter eiweißreicher lymphatischer Flüssigkeit verlorengehen.

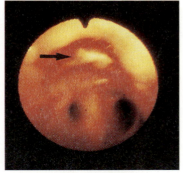

Seltene, nicht zu vernachlässigende Verletzungen sind Rupturen der **Trachea** und der **Bronchien** (Abb. 19 und 20). **Bluthusten** bzw. blutiges Trachealsekret sowie ein

Abb. 19: ➡ **Bronchuseinriß (Endoskopische Aufnahme)**

Hautemphysem (Abb. 2) sind wegweisende, jedoch nicht spezifische Symptome. Bei einer Läsion im zervikalen Trachealabschnitt imponiert

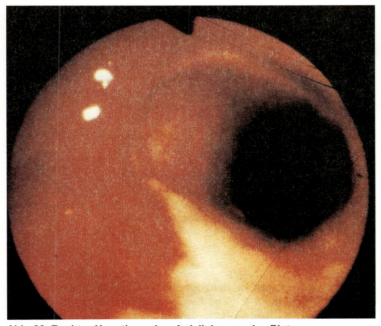

Abb. 20: Rechter Hauptbronchus frei, links massive Blutung

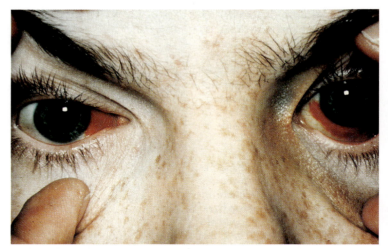

Abb. 21: Subkonjunktivale Einblutungen

neben dem subkutanen Empyhsem vor allem das **Geräusch der ein- und ausströmenden Luft**. Bei großen Wunden kann sogar direkt in diese Wunden intubiert werden. Eine starke Luftentleerung über die liegende Thoraxdrainage sowie ein zunehmendes Emphysem signalisieren ein großes Leck in der Luftröhre bzw. im Hauptbronchus. Nur die Intubation und die Beatmung mit 100% Sauerstoff sowie mit erhöhten Beatmungsvolumina können bei großer Leckage den Patienten bis zur Klinik retten. Bei großen, kaum beherrschbaren linksseitigen Luftverlusten über die Drainage kann die **»Fehlintubation«** in den rechten Hauptbronchus die Situation »entschärfen«.

Ösophagusrupturen werden an der Unfallstelle nicht erkannt, da ein Hautemphysem und, wenn vorhanden, starke Schmerzen unspezifische Zeichen sind. Wichtig ist, daß in der Klinik bei jedem Thoraxtrauma routinemäßig eine Endoskopie der Speiseröhre durchgeführt wird. Unerkannte Verletzungen führen zur Mediastinitis und damit meistens zum Tode.

Einen Sonderfall bildet die sogenannte **traumatische Asphyxie** oder das **Perthes-Syndrom**, bei dem durch eine schwere Kompression des Thorax (Einklemmung, Verschüttung) mit plötzlicher, massiver Erhöhung des intrathorakalen Druckes venöses Blut in den Kopf zurückgepresst wird. Dadurch verfärbt sich der Hals- und Kopfbereich blaurot und zeigt durch die Blutextravasation diffuse Petechien sowie immer **subkonjunktivale Einblutungen** (Abb. 21) mit möglichen bleibenden Sehstörungen bis hin zur Erblindung. Ein Hirnödem oder Blutungen können durch den Druckanstieg auftreten. Bei einem Perthes-Syndrom muß stets nach intrathorakalen und intraabdominellen Verletzungen gefahndet werden, da es meist mit Rippenserienfrakturen (untere Rippen: cave: Milz-Leberruptur!), Spannungspneumothoraces etc. kombiniert ist.

Abschließend ist zu bemerken, daß bei Thoraxtraumen immer großzügig intubiert werden sollte, vor allem wenn, wie beim Polytrauma, Zusatzverletzungen vorliegen. Die frühzeitige Intubation ist die beste Prophylaxe gegen die Entwicklung eines **Schocklungensyndroms**, wobei am besten mit **PEEP** beatmet wird. Wegen der meist vorliegenden instabilen Kreislaufverhältnisse sollte ein PEEP von + 5 nicht überschritten werden (**»best-PEEP«**).

Die hochdosierte Kortisongabe erscheint diesbezüglich wenig erfolgversprechend. Im Zweifelsfalle sollte stets eine Thoraxdrainage plaziert werden (immer bei instabiler Thoraxwand- oder Rippenserienfraktur).

Ein »normaler« Pneumothorax wird unter Beatmung zum Spannungspneumothorax. Ein fataler Fehler liegt vor, wenn die zunehmende Zyanose den Eindruck vermittelt, daß der Patient nur schlecht beatmet ist. Wird dann mit größerem Druck und vermehrtem Volumen beatmet, so wird der Spannungspneu dramatisch verstärkt und führt letztlich zum Stillstand. Daher muß bei einem Anstieg des Beatmungsdruckes bzw. bei zunehmender Zyanose zunächst der Tubus abgesaugt (vgl. Kap. 3, Titel, S. 33) und dann umgehend der Spannungspneumothorax entlastet werden.

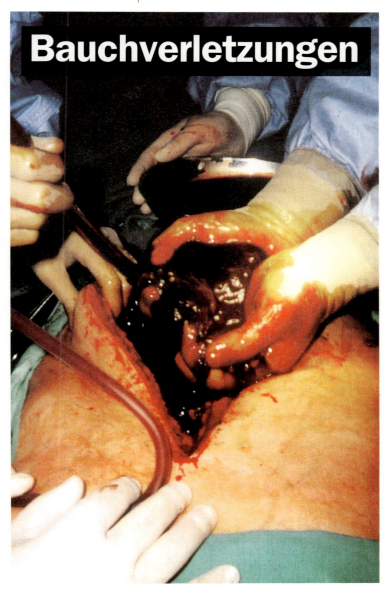

Bauchverletzungen

Massive Blutung bei Milz- und Leberruptur

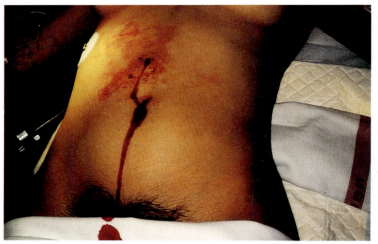

Abb. 1: Messerstich in Oberbauch

Traumen im Abdominalbereich zählen zu den Verletzungen mit der höchsten Priorität, da die meist massiven Blutungen (z.B. Milz- und Leberruptur, siehe Titel, S. 103) wesentlich zur Kreislaufdekompensation bzw. zum Schockgeschehen beitragen.

Offene oder penetrierende Traumen (Abb. 1) sind in unseren Breiten sehr selten. In der Regel liegen stumpfe Gewalteinwirkungen auf den Rumpf vor, die sich allerdings dann leichter der Diagnostik entziehen, zumal äußere Verletzungszeichen, das heißt **Prellmarken** (unter anderem Abschürfungen, Hämatome) (Abb. 2), die hinweisend sein könnten, nur etwa bei einem Fünftel der betroffenen Patienten zu beobachten sind. Erschwerend kommt hinzu, daß bei Bewußtseinstrübungen oder bereits eingetretener Bewußtlosigkeit signifikante klinische Zeichen wie Druckschmerzen, Abwehrspannung oder Peritonitis nicht mehr nachvollziehbar sind.

Besonders im Kindesalter kommt die Unzuverlässigkeit klinischer Parameter zum Tragen. In einer eigenen Untersuchung zeigt sich, daß die überwiegende Mehrzahl der bauchverletzten Kinder, trotz einer später nachgewiesenen intraabdominellen Blutung, keine oder nur sehr diskrete klinische Zeichen aufwies. Nur bei 20% der bewußtseinsklaren Kinder konnten Bauchschmerzen, in nur 50% der Fälle eine Abwehrspannung beobachtet werden.

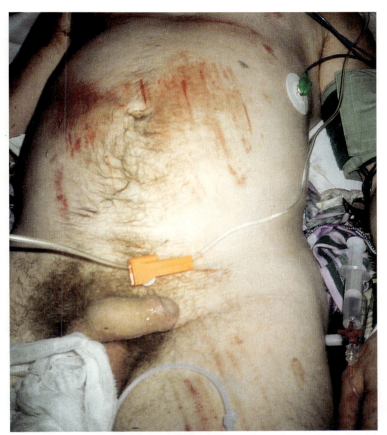

Abb. 2: Abschürfungen (Bauchtrauma)

Leitsymptom ist der **Volumenmangelschock**, dessen Ursache primär immer im Abdominalraum gesucht werden sollte. Gedeckte Schädel-hirnverletzungen können niemals, außer im Säuglingsalter, Auslöser eines hämorrhagischen Schocks sein. Der Verdacht auf eine Läsion intraabdomineller Organe verstärkt sich, wenn Frakturen der unteren Rippen vorliegen, die Milz oder Leber anspießen können.

Eine spezifische Diagnostik ist sowieso nicht möglich und auch vor Ort nicht nötig, sondern wichtig ist zunächst einzig und allein die rasche Aufhebung des Volumenmangelschocks. Präklinisch lassen einige

Zeichen nur eine Verdachtsdiagnose zu, die jedoch in der Klinik weiter abgeklärt werden muß. Fehlende Leistenpulse können Ausdruck einer Bauchaortenruptur sein, oder auch »nur« eines schweren zentralisierten Schocks mit nicht tastbaren peripheren Pulsen. Ausstrahlende Schmerzen zur linken Schulter **(Kehr-Zeichen)** weisen auf eine mögliche Milzzerreißung hin. Völlig unsinnig ist die noch gelegentliche Vorstellung, daß schwere Blutungen immer eine Umfangsvermehrung des Bauches bewirken. Die Bauchhöhle kann enorme Mengen von freiem Blut aufnehmen, ohne daß auch nur eine geringe Vergrößerung des Leibes auftritt. Umgekehrt kann eine traumabedingte Atonie des Darmes zu einer Aufblähung und damit zu einer Vortäuschung einer Blutung führen.

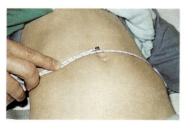

Abb. 3: Umfangsmessung

Die Umfangsmessung (Abb. 3) zur Bewertung des klinischen Verlaufes ist nutzlos und sogar gefährlich, da wertvolle Zeit verschwendet wird.

Aus den oben genannten Gründen ist die Zurückhaltung mit Schmerzmitteln in der Annahme, Bauchbefunde zu »verschleiern«, nicht mehr

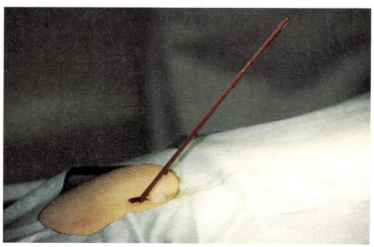

Abb. 4: Spontan positive Lavage

haltbar. Die spezifische Diagnostik muß sowieso in der Klinik mittels Sonographie, Peritoneallavage oder Computertomographie erfolgen. Die Bauchspülung kann als einziges, sehr sensibles diagnostisches Verfahren auch präklinisch im Notarzt- oder Rettungswagen eingesetzt werden. Dies hat den Vorteil, daß bei nachgewiesener, massiver Blutung (**spontan positive Lavage**, Abb. 4) primär eine Zielklinik mit ausreichenden Blutkonserven und entsprechendem chirurgischen Personal angefahren wird, auch wenn die Strecke dorthin länger sein sollte.

Bei schweren Blutungen liegen meistens Milz- oder Leberrupturen (Abb. 5) vor. Perforationen in Dünn- und Dickdarm sind akut nicht vital bedrohlich und verschlechtern erst im weiteren Verlauf durch die sich entwickelnde Peritonitis den Zustand des Opfers.

Ein klassischer Fall ist die **Duodenalruptur** (Abb. 6), die häufig erst nach 1 - 2 Tagen symptomatisch wird und dann wegen der bereits eingetretenen Peritonitis mit Abszedierung nach wie vor mit einer sehr hohen Letalität behaftet ist.

Weitere, seltene Verletzungen betreffen die Bauchspeicheldrüse und den Magen (Abb. 7); sie bedeuten in der Anfangsphase für den Patienten noch keine wesentliche Bedrohung, sondern werden erst

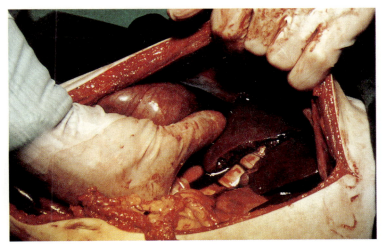

Abb. 5: Subtotale Durchtrennung des linken Leberlappens

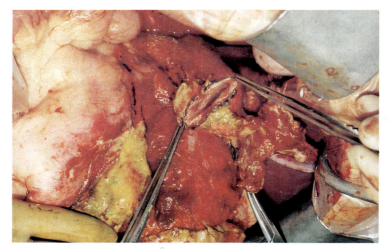

Abb. 6: Duodenalruptur mit umgebenden Abzeß

später durch septische Komplikationen zu einer Gefahr für das Leben des Patienten.

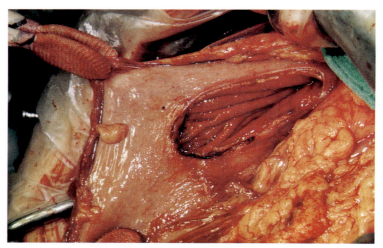

Abb. 7: Magenperforation (Hinterwand)

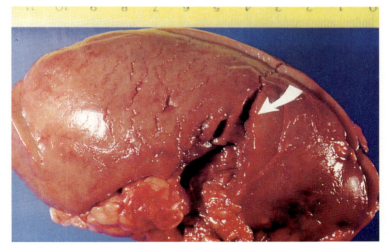

Abb. 8: Einriß der Niere

Rasch vital bedrohlich sind retro-peritoneale Einblutungen durch Verletzung großer Gefäße wie Arteria iliaca, Aorta abdominalis oder Vena cava oder auch bei einer Nierenruptur (Abb. 8), speziell bei Organzertrümmerung oder bei Ausriß des Nierenstieles.

Blutaustritt aus der **Harnröhre** (Abb. 9) ist der wichtigste Hinweis für eine Verletzung im Urogenital-bereich, korreliert jedoch nicht mit der Schwere des Traumas. Des weiteren kann bei Nierenstielaus-riß oder bei durchtrenntem Harn-leiter blutiger Urin völlig fehlen.

Ist beim bewußtseinsklaren Patien-ten trotz Harndrang kein Urinieren möglich und/oder tritt Blut aus der Harnröhre aus **(blutige »Pseudo-anurie«)**, ist ein Ein- oder Abriß

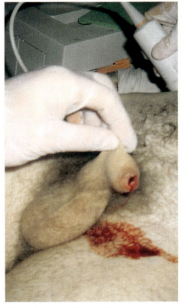

Abb. 9: Harnröhrenblutung

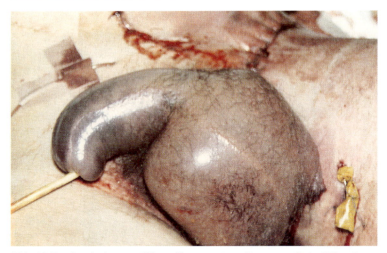

Abb. 10: Beckenfraktur und Harnröhrenruptur mit ausgeprägter Hämatombildung (postoperativ)

derselben sehr wahrscheinlich. In diesem Falle ist ein Dauerkatheter kontraindiziert, um eine inkomplette nicht in eine komplette Ruptur umzuwandeln.

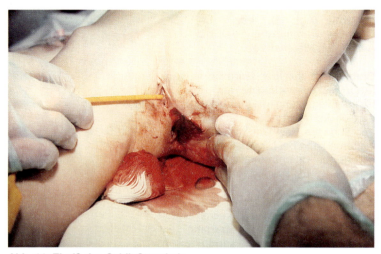

Abb. 11: Einriß des Schließmuskels

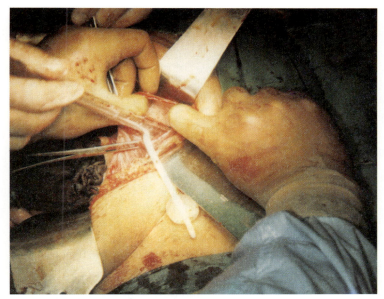

**Abb. 12: Harnblasenruptur - Blasenkatheter liegt in der Bauchhöhle
(OP-Foto)**

Die schwerste Verletzungsform ist der intrapelvine totale Abriß der Harnröhre, so daß Prostata und Blase durch das meist massive Hämatom nach oben (ins kleine Becken) verdrängt werden.

Ein **Hämatom** am **Damm** und **Skrotum** (Abb. 10) weist auf eine bulbäre Harnröhrenzerreißung hin (meist direkte Gewalteinwirkung). Die rektale Austastung findet beim Mann eine **abnorm nach oben verlagerte** und **bewegliche Prostata**. Blut am tastenden Finger kann auch ein Hinweis auf eine Kolonläsion sein. Bei dieser Gelegenheit muß auch eine Inspektion der Analregion (Abb. 11) erfolgen.

Beckenfrakturen sind nicht nur die häufigsten Ursache für ausgedehnte retroperitoneale Hämatome, sondern auch für die Ruptur der Harnblase (Abb. 12) durch Abscherung von Frakturfragmenten.

Gelegentlich führt ein direktes Trauma bei gefüllter Blase zu deren Zerreißung. Blut aus der Harnröhre oder frustraner Harndrang (beim Nichtbewußtlosen!) sind Hinweiszeichen, in der Regel entzieht sich die Harnblasenruptur, v.a. beim Polytrauma, der präklinischen Diagnostik.

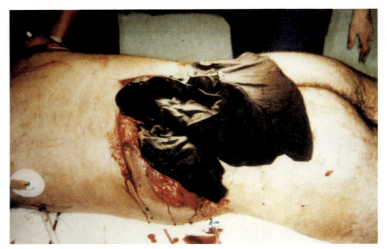

Abb. 13: Zerreißung der linken Flanke mit provisorischer Tamponade (Einsatzfoto)

Bei Bauchverletzungen sind an der Unfallstelle keine großen therapeutischen Möglichkeiten vorhanden, oberstes Gebot ist die massive Volumensubstitution.

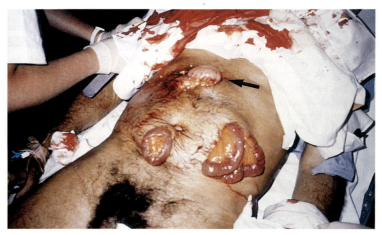

Abb. 14: ➡ Magen, Dünndarmprolaps

Bei offenen Abdomen (Abb. 14) mit Prolaps von Darmschlingen oder anderen Bauchorganen sollten keine Repositionsversuche unternommen werden. Ein großflächiger steriler Verband (z.b. Brandwundentuch) reicht zunächst völlig als Erstmaßnahme aus.

Bei großen Weichteildefekten (Abb. 13) am Rumpf mit starker Blutung bleibt letztlich nur die Tamponade mit großen Tüchern oder vergleichbarem Material. Das Unterlegen der Kniekehlen mit Decken oder ähnlichem zur Verminderung der Bauchdeckenspannung ist wegen häufig begleitender Frakturen im Becken oder im Oberschenkelbereich hier nicht möglich. Um so mehr ist die suffiziente Schmerzmittelgabe gefordert.

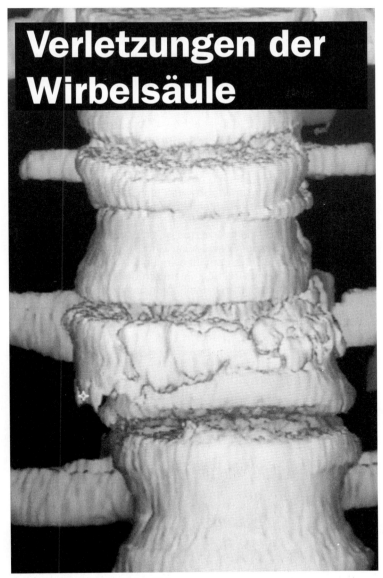

Verletzungen der Wirbelsäule

Zertrümmerter Lendenwirbelkörper
(dreidimensionale Rekonstruktion mit CT)

Isolierte Wirbelsäulenverletzungen lassen auch präklinisch eine gewisse Differenzierung neurologischer Störungen zu. Beim Polytrauma liegt eine ganz andere Situation vor, die meist keinerlei diesbezügliche Diagnostik zuläßt. Der Polytraumatisierte ist häufig bewußtseinsgetrübt oder sogar bewußtlos und daher einer gezielten Befragung nach Sensibilitätsstörungen und der Prüfung von motorischen Leistungen nicht zugänglich.

Daher gilt der Grundsatz, daß jeder Bewußtlose, speziell bei Vorliegen von Mehrfachverletzungen, von Anfang an wie ein Wirbelsäulenverletzter zu behandeln ist (Schaufeltrage, Vakuummatratze).

Indirekte Zeichen wie Hämatome und Abschürfungen am Rücken, Fehlstellungen (Gibbus) oder auch nur Fehlhaltungen (Abb. 1) sollten auf alle Fälle zu dieser Vorsichtsmaßnahme führen.

Gerade beim bewußtlosen Verletzten ist eine genaue Inspektion sehr wichtig, da man sich zur Feststellung einer Rückenmarksverletzung auf die Beobachtung von Spontanbewegungen der Extremitäten und auf Abwehrbewegungen bei Schmerzreizen beschränken muß. Zeigt eine Gliedmaße beim Setzen eines Schmerzreizes (z.B. Kneifen) eine Minderbewegung im Vergleich zur Gegenseite, muß dies bis zum

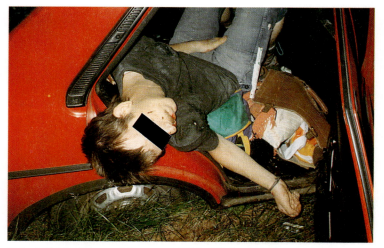

Abb. 1: Fehlhaltungen können auf Wirbelsäulenverletzungen schließen

Beweis des Gegenteils zumindest als inkomplette Lähmung betrachtet werden. Harn- oder Stuhlabgang sind als suspekt zu werten.

Auf die Atembewegungen des Thorax ist ein besonderes Augenmerk zu legen. Bei einer Verletzung des Halsmarkes im Segment C 4 besteht eine Lähmung des Nervus phrenicus, die zum Zwerchfellhochstand und zur paradoxen Atembeweglichkeit führt. Dadurch kommt es rasch zur schweren respiratorischen Insuffizienz. Bei Läsionen im Brustmark ist die Atembeweglichkeit des Thorax sowie der Huststoß sehr schwach (z.B. beim Absaugen) und die Bauchdecken sind seitlich »ausgeladen«.

Der bewußtseinsklare Patient zeigt häufig bei Verletzungen der Halswirbelsäule eine Zwangsfehlstellung des Halses oder klagt über starke Schmerzen im betroffenen Wirbelsäulenabschnitt. Zur groben Überprüfung der Motorik wird er aufgefordert, Arme und Beine sowie Finger und Zehen zu bewegen. Dabei ist für Halsmarkläsionen (vgl. Kap. 7, Abb. 1) die hohe Querschnittslähmung mit Tetraparese der Arme und Beine charakteristisch.

Die Überprüfung der Sensibilität am Unterarm sowie an den Fingern ergibt einen Hinweis für die Höhe der Verletzung. Ein Ausfall der

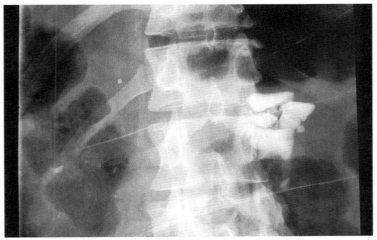

Abb. 2: Wirbelkörpertrümmerfraktur   **(Röntgenaufnahme)**

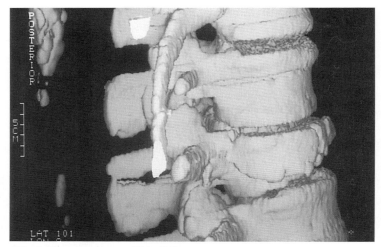

Abb. 3: Eingebrochener Wirbelkörper
(dreidimensionale Rekonstruktion mit CT)

Sensibilität im Bereich des Daumens entspricht dem Segment C 6, der Sensibilitätsverlust am Mittelfinger bedeutet eine Störung im Segment C 7, für eine Läsion im Segment C 8 ist der Verlust der Sensibilität im Kleinfingerbereich charakteristisch.

Bei Verletzungen des Rückenmarkes im Brustwirbelbereich (siehe Kap. 8, Abb. 16) zeigt sich eine zentrale Parese der Beine, während die Arme nicht gelähmt sind. Bei schweren Schäden des Rückenmarkes unterhalb von L 1 (z.B. Trümmerfraktur des Lendenwirbelkörpers II) liegt eine periphere Lähmung der Beine vor (Abb. 2 und 3)

Präklinisch hat die Differenzierung zwischen zentraler und peripherer Parese (**periphere Lähmung:** Muskeltonus herabgesetzt, keine pathologischen Reflexe auslösbar; **zentrale Lähmung:** Spastik, pathologische Reflexe vorhanden) keine therapeutische Konsequenz.

Beim plötzlichen Einsetzen einer Querschnittslähmung (z.B. Wirbelzertrümmerung) kann es zum sogenannten **spinalen Schock** kommen, mit kompletter motorischer Lähmung und schlaffem Muskeltonus sowie Sensibilitätsverlust. Die vasomotorischen Störungen, vor allem der Abfall des Blutdruckes, sind im Rahmen des Polytraumas mit begleitendem Volumenmangel als Zeichen des spinalen Schocks nicht verwertbar.

Therapie:
Wie bereits erwähnt, sollte der Rautek-Griff zur Rettung nur noch bei lebensbedrohlichen Situationen (Brand, Explosionsgefahr) angewandt werden.
Obligat ist das Anlegen einer Zervikalstütze (z.B. Stiff-Neck). Bei der Rettungsaktion muß der Kopf zumindest fixiert und die Halswirbelsäule unter leichtem Zug gehalten werden. Am besten eignet sich dazu der sogenannte **Klammergriff**.
Zur Lagerung des Patienten sind 2 Helfer nicht ausreichend, gegebenenfalls muß eine weitere Rettungseinheit nachgefordert werden.
Gerade beim Retten aus demolierten Fahrzeugen hat sich die Schaufeltrage bewährt.
Für den Transport zur Klinik ist die Fixierung in der Vakuummatratze das Mittel der Wahl zur völligen Immobilisierung.

Während die Kortisongabe beim Schädelhirntrauma zumindest sehr umstritten ist, ist beim **spinalen Trauma** ein deutlich positiver Effekt nachweisbar.

So früh wie möglich, spätestens jedoch innerhalb der ersten acht Stunden, muß initial hochdosiert ein Bolus **Methylprednisolon** (z.B. **Urbason®**) in einer **Dosierung von 30 mg/kg Körpergewicht i. v.** verabreicht werden (beim Erwachsenen durchschnittlich 2 - 3 g). In den nächsten 23 Stunden wird diese Therapie in der Klinik mit 5,4 mg Methylprednisolon/kg/Std. fortgeführt. Auf alle Fälle sollte diese Medikation beim Nachweis spezifischer Symptome (z.B. spinaler Schock) eingeleitet werden.

Ist der Patient jedoch bewußtlos oder wegen schwerer Begleitverletzungen notfallmäßig intubiert worden, drängt sich die Frage nach einer prophylaktischen Gabe von Methylprednisolon (Urbason®) auf, da viele polytraumatisierte Patienten zusätzlich eine Wirbelsäulenverletzung erleiden (in unserem Krankengut 13,4%). Des weiteren müssen intubierte Patienten fast immer mehr als acht Stunden beatmet werden, so daß nach Extubation und Verifizierung eines neurologischen Defizits die Kortisongabe zu spät kommt.

Beckenfrakturen

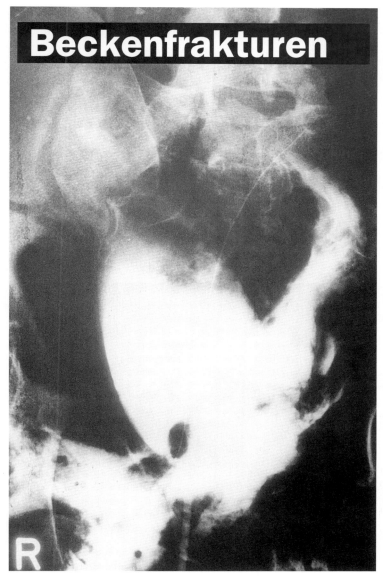

Kontrastmittelaustritt aus der Harnblase. Harnblasenruptur bei Becken-fraktur (Röntgenbild)

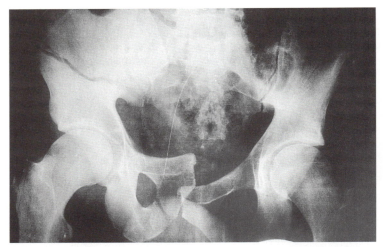

Abb. 1: Schweres Beckentrauma　　　　　　**(Röntgenaufnahme)**

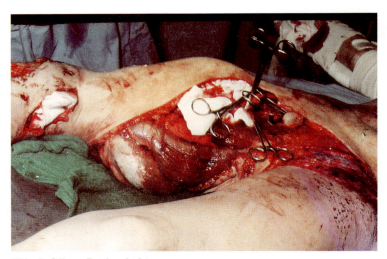

Abb. 2: Offene Beckenfraktur

Bei ausgedehnten Beckenfrakturen (Abb. 1 und 3) liegen in der Regel schwere Gewalteinwirkungen auf den Rumpf vor (Überrollen, Einklemmung etc.). Je nach Frakturausdehnung und Lokalisation führen Becken-

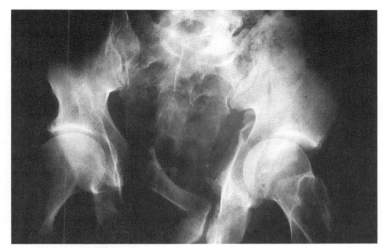

Abb. 3: Ausgedehnte Beckenfraktur (Röntgenbild)

brüche zu massivsten Blutungen, wobei Volumenverluste von 5 Litern und mehr durch ausgedehnte retroperitoneale Einblutungen sogar zum Verblutungstod führen können. Besonders fatal sind offene Beckenfrakturen (Abb. 2), welche unbegrenzt Blut nach außen drainieren. Speziell bei Beckentrümmerfrakturen finden sich häufig schwere Begleitverletzungen. Die starken Blutungen sind meist venöser Art aus den Knochenfragmenten. Gelegentlich können jedoch abscherende Knochensplitter die Beckenschlagader (Arteria iliaca) einreißen und eine massive arterielle Blutung provozieren. Harnblasen- und Harnröhrenrupturen (s. Titel, S. 121) sind häufig mit Beckenfrakturen vergesellschaftet. Des weiteren muß bei diesem Trauma nach Mastdarm- und Schließmuskelverletzungen (vgl. Kap. 9, Abb. 11) sowie auch nach Scheidenzerreißungen gefahndet werden.

Symptome
Hinweisend sind Hämatome und Quetschungen oder sogar sichtbare Deformierungen. Ein Hämatom am Damm oder Hoden (vgl. Kap. 9, Abb. 10) ist dringend verdächtig auf eine Harnröhrenzerreißung. Ein Blutaustritt aus der Harnröhre (vgl. Kap. 9, Abb. 9) ist bis zur klinischen Abklärung der entscheidende Hinweis für eine Verletzung im Urogenitalbereich und bedeutet eine Kontraindikation für das Legen eines Harnblasenkatheters. Eine traumabedingte Blutung im Dickdarm kann häufig durch eine rektale Austastung bestätigt werden.

Das bewußtseinsklare Unfallopfer klagt über Spontanschmerzen im Beckenbereich oder bei manueller Kompression an den Becken-schaufeln bzw. bei Druck auf die Symphyse. Dabei läßt sich palpatorisch gelegentlich eine Instabilität tasten.

Bei schweren Beckentraumen ist die sorgfältige Lagerung in der Vakuummatratze besonders wichtig. Stets ist an den extremen Volumen-verlust zu denken, dem nur mit Massivinfusionen über mehrere großlumi-ge Zugänge zu begegnen ist. Im Einzelfall ist bei langanhaltender Rettungsaktion und schwerstem Schock die Gabe von ungekreuztem 0-negativen Blut, welches aus der nächsten Klinik besorgt wird, zu überlegen.

Merke:
Die für eine Beckenzertrümmerung notwendigen großen Ener-gien führen auch zu einem starken Anstieg des intraabdominellen Druckes, so daß schwere Beckenfrakturen häufig mit Zwerch-fellrupturen (vgl. Kap. 8, Abb. 15) kombiniert sind **(Auskultation des Thorax!)**.

Frakturen

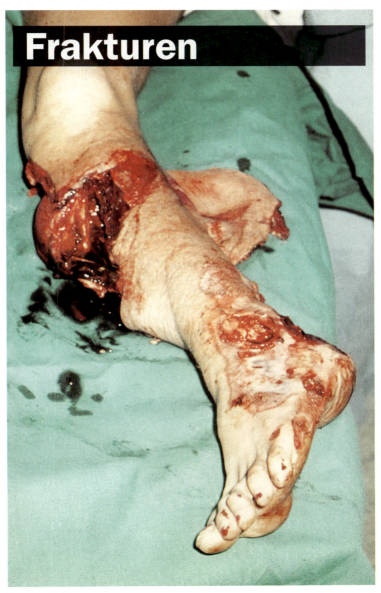

Offene Fraktur

Knochenbrüche zählen zu den häufig »stiefmütterlich« behandelten Verletzungen. Zum einen werden diese bei ungenauer Untersuchung durch Kleidungsstücke verdeckt oder übersehen, weil scheinbar schwere Verletzungen (z.B. eine stark blutende Kopfplatzwunde) im Vordergrund stehen. Andererseits wird die Bedeutung von Frakturen für den traumatischen Schock ganz einfach unterschätzt, besonders wenn geschlossene Knochenbrüche vorliegen.

Einige nüchterne Zahlen machen jedoch klar, daß dies eine fatale Fehleinschätzung ist. So faßt ein frakturierter Unterschenkel bis zu einem Liter Blut, ein Oberschenkelbruch kann bis zu zwei Liter Blutverlust bedeuten. Ein Beinbruch kann somit allein 60% des Gesamtblutvolumens aus dem Kreislauf abziehen. Noch gefährlicher sind offene Frakturen (s. Titel, S. 125) mit unbegrenzten Blutvolumenverlusten, so daß der Patient regelrecht »ausbluten« kann. Aus diesem Grund ist das Entkleiden und die genaue Inspektion und Palpation der verschiedenen Regionen unbedingt notwendig.

Problematisch sind im wesentlichen offene Frakturen und Luxationen bzw. Luxationsfrakturen. Vor allem bei drittgradig offenen Frakturen mit schweren Weichteilverletzungen kommt es teilweise zu extremen Blutungen, die nur durch Druckverbände einigermaßen zu stabilisieren sind. Bei ausgedehnten Zerreißungen (Abb. 1) und Zertrümmerungen hat sich - nach Aufbringen von keimfreien Wundauflagen - praktisch

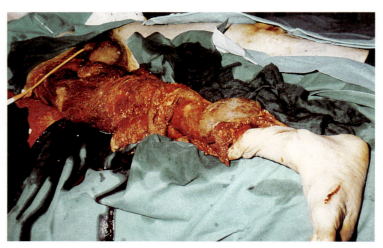

Abb. 1: Ausgedehnte Ablederungsverletzung

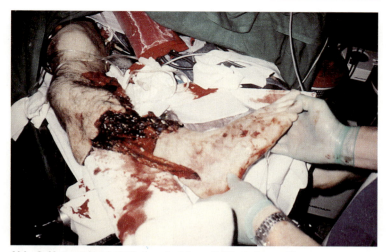

Abb. 2: Unterschenkeltrümmerfraktur mit Muskelzerreißung
(Einsatzfoto)

bewährt, die verletzte Gliedmaße in ein Brandwundentuch (Metaline-
Tuch) einzuhüllen und diese dann mit elastischen Binden zu komprimieren. Dislozierte Frakturen (Abb. 2) werden zuvor grob unter Zug
nach kaudal reponiert und mit Schienen ruhiggestellt. Ideal sind
pneumatische Kammerschienen, die neben der Fixierung die Extremität vor Erschütterungen abpolstern und je nach Druck in der Schiene
noch als »Druckverband« fungieren.

Bei unstillbaren Blutungen im Unterschenkelbereich und am Unterarm
wird oberhalb der Verletzung körpernah eine Blutdruckmanschette
(vgl. Kap. 2, Abb. 10) angelegt und knapp über den systolischen
Blutdruckwert aufgeblasen. Das blinde Setzen von Klemmen oder
auch Abschnürungen jeglicher Art sind verboten, da zusätzliche Schäden gesetzt werden, die häufig eine spätere Rekonstruktion unmöglich
machen. Alternativ kann in der Leiste oder an der Innenseite des
Oberarmes in der Bizepsloge manuell abgedrückt werden.

Reine Luxationen, besonders die des Kniegelenkes, sind heimtückisch,
da sie sich gelegentlich spontan reponieren und eine unverletzte
Gliedmaße vortäuschen. Eine Schwellung am Kniegelenk oder ein
Bluterguß kann hinweisend sein. Gefährlich ist in diesen Fällen die
häufige Begleitverletzung der Kniekehlenarterie (Arteria poplitea), die

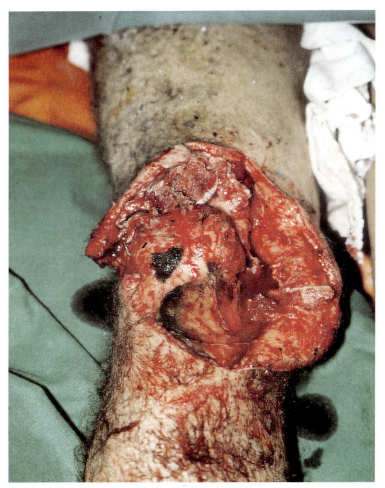

Abb. 3: Kniegelenkszertrümmerung

in zweierlei Hinsicht Probleme aufwirft (Abb. 3 und 4). Zum einen kann beim Luxationstrauma nur die Gefäßinnenschicht (Intima) einreißen, die sich dann erst nach Stunden vom Gefäß ablöst und zum Verschluß führt, so daß primär Fußpulse tastbar sind und so eine intakte Durchblutung vortäuschen. Andererseits kann das Gefäß auch unmittelbar beim Trauma rupturieren und zu Ischämiezeichen am Fuß (Kälte,

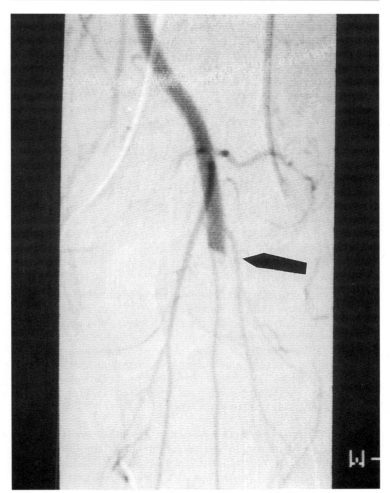

Abb. 4: Gefäßabbruch der A. poplitea (Segment I) (Angiographie)

Blässe, Pulslosigkeit) führen. Fälschlicherweise werden diese Symptome oft dem in der Regel vorliegenden zentralisierten Schock zugeordnet. Gelegentlich kann dies durch die Überprüfung des Kapillarpulses im Seitenvergleich differenziert werden; d.h. auf der Seite der verlängerten Kapillarfüllungszeit (normal etwa 1 sek) bzw. bei aufgehobener Füllung liegt die Gefäßruptur vor. Meist ist jedoch eben wegen

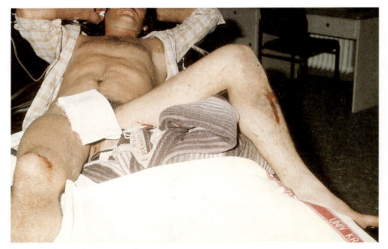

Abb. 5: Hüftgelenksluxation

des schweren Schockzustandes keine Differenzierung möglich (außer bei einseitig offener Fraktur). Wichtig in diesem Zusammenhang ist die sorgfältige Dokumentation, um die nachbehandelnde Klinik auf die mögliche Gefäßläsion hinzuweisen. In vielen Fällen wird sonst im Rahmen der Versorgung der anderen schweren Verletzungen diese übersehen und erst nach Überschreiten der maximalen Ischämiezeit erkannt. Aus diesen Gründen ist die hohe Amputationsrate von etwa 25% bei allen Polytraumatisierten mit peripheren Gefäßverletzungen zu erklären (eigenes Krankengut).

Bei fixierter Luxation großer Gelenke (Hüft- und Kniegelenk) (Abb. 5) ist die Reposition kaum vor Ort und dann nur mit großem Kraftaufwand durchzuführen. Da jedoch häufig Luxationstrümmerfrakturen vorliegen, sollte auf Repositionsmanöver verzichtet werden, um nicht durch Einsprengung von Knochenfragmenten Gefäßeinrisse zu provozieren. Nur wenn die Reposition, z.B. aufgrund schwerer Band- und Kapselzerreißungen, mit geringem Kraftaufwand durchzuführen ist, sollte sie auch am Unfallort vorgenommen werden. Ansonsten wird keine Manipulation vorgenommen und das Gelenk in seiner fixierten Stellung belassen. Zusätzlich wird mit Decken oder ähnlichen Materialien die Extremität abgestützt (Abb. 5). In jedem Fall muß eine Sprunggelenksluxationsfraktur (Abb. 6) sofort reponiert werden, da daraus irreversible Durchblutungsstörungen am Fuß resultieren.

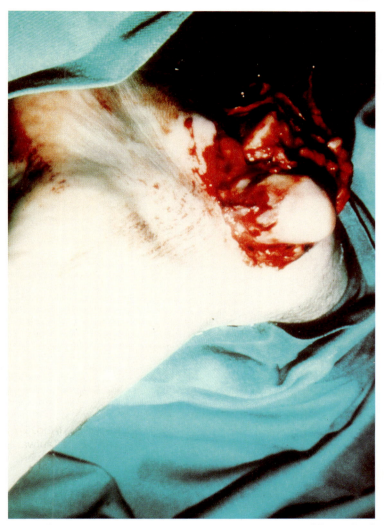

Abb. 6: Sprunggelenksluxationsfraktur (Einsatzfoto)

Amputationen

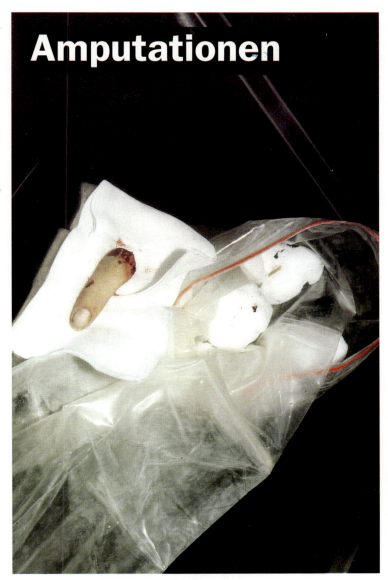

Ein Amputat wird in Kompressen trocken eingepackt und in einem Plastik-beutel wasserundurchlässig verschlossen

Die vital bedrohlichen Verletzungen stehen natürlich bei der Behandlung im Vordergrund. Dennoch sollten, wenn irgendwie möglich, abgetrennte Körperteile konserviert und zur weiterbehandelnden Klinik mitgeführt werden.

Einige einfache Regeln sind dabei zu beachten. Auf keinen Fall darf das Amputat gereinigt werden, um nicht Gefäß- und Nervenstrukturen zu zerstören, so daß eine spätere Replantation zunichte gemacht wird.

Das Amputat (s. Titel, S. 133) wird in Kompressen trocken eingepackt und in einem Plastikbeutel wasserundurchlässig verschlossen. Dieser wird in einen zweiten Plastikbeutel o.ä. gesteckt und mit Eiswasser oder auch nur mit normalem Leitungswasser gekühlt. Steht kein entsprechender Beutel zur Verfügung, erfüllt ein Gummi- oder Plastikhandschuh den gleichen Zweck.

In jedem Fall ist ein Kontakt zwischen Amputat und Schmelzwasser zu vermeiden, da dieses zum Gewebsödem und zu lokalen Einfrierungen führt und damit eine Rekonstruktion verhindert.

Bei sachgemäßer Kühlung, ideal bei 4 °C, läßt sich die Ischämiezeit beträchtlich verlängern, bei Fingern z.B. bis zu 24 Stunden.

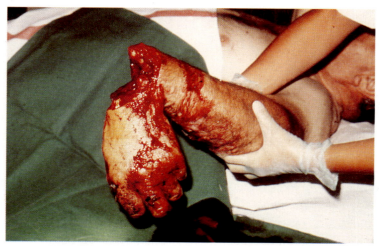

Abb. 1: Subtotale Amputation

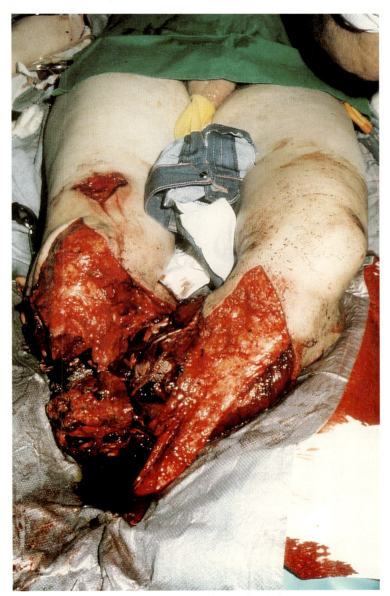

Abb. 2: Eisenbahnunfall - abgetrennte Unterschenkel

Auch offensichtlich zerstörtes Gewebe (Knochensplitter, Muskel- und Hautfetzen) sollte man konservieren, da der Handchirurg daraus später Material bei der operativen Versorgung gewinnen kann.

Bei subtotalen Amputationen (Abb. 1), bei denen auch nur eine kleine Hautbrücke stehengeblieben ist, darf diese auf keinem Fall durchtrennt werden, nur um auf diese Weise das Amputat besser verpacken zu können.

> **Merke:**
> Auch kleinste Hautbrücken können durch eine minimale Blutversorgung eine bessere Prognose bzw. ein besseres Replantationsergebnis schaffen als die auch noch so gute und korrekte Amputatsversorgung.
> Bei subtotalen Amputationen wird die Wunde mit sterilen Kompressen abgedeckt und die betroffene Extremität auf einer Schiene ruhiggestellt.

Blutungen aus Amputationsstümpfen der oberen Extremitäten lassen sich praktisch immer durch Druckverbände stillen. Gelegentlich ist, und dann meistens nur bis zur Anlage des Druckverbandes, eine Blutdruckmanschette notwendig.

Bei totalen Amputationen der unteren Gliedmaßen (Abb. 2) kann kurzfristig das Abdrücken der Leiste notwendig werden. Bei muskelschwachen Oberschenkeln hilft auch hier eine Blutdruckmanschette, um eine Blutung aus amputierten Unterschenkeln zu stillen.

Häufig kontrahieren sich jedoch die Arterien, so daß die starken Blutungen eher diffus aus den zerrissenen Muskeln erfolgen. Durch dicke Auflagen mit Kompressen oder Tüchern, die mit braunen elastischen Binden angewickelt werden, lassen sich selbst solche Blutungen meistens beherrschen.

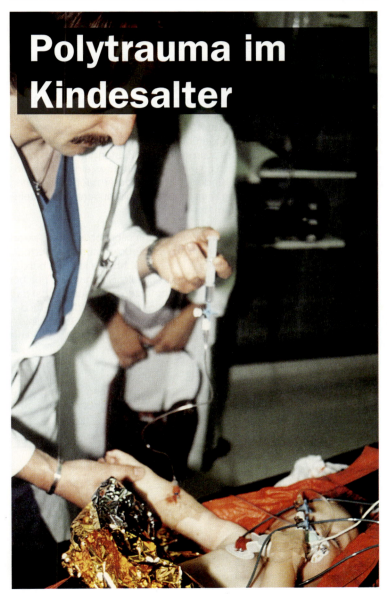

Polytrauma im Kindesalter

Beim Säugling: Volumengabe mit Spritze (genaue Dosierung)

Die allgemeingültige Tatsache, daß Kinder nicht wie »kleine Erwachsene« zu behandeln sind, ist besonders beim Polytrauma relevant und bedarf einer speziellen Beachtung.

Das stumpfe Bauchtrauma ist geradezu das Paradebeispiel für die andersartige Kreislaufreaktion und Symptomatik beim Kinde. Vor allem drei »**diagnostische Fallgruben**«, das häufige **Fehlen äußerer Verletzungszeichen**, die **Unzuverlässigkeit klinischer Symptome** sowie die **scheinbare Kreislaufstabilität** in der Akutphase, führen oft zu einem falschen Sicherheitsgefühl und bedingen einen Zeitverlust, der auch heute noch teilweise zu irreversiblen Zuständen führen kann. Diese Fakten konnten anhand unseres Krankengutes eindeutig erhoben werden. Nur 20% der Kinder mit einer später nachgewiesenen intraabdominellen Verletzung zeigten Zeichen der äußeren Gewalteinwirkung (Abschürfungen, Hämatome etc.).

Klinische Zeichen, die beim Erwachsenen eine sehr hohe Aussagekraft besitzen, sind im Kindesalter nur mit großer Zurückhaltung verwertbar. Trotz teilweiser massiver Blutungen in die Bauchhöhle klagten bei der Erstuntersuchung etwa 20% über abdominelle Schmerzen, nur bei 30% der Kinder konnte die Palpation Schmerzen auslösen. Selbst das klassische Symptom, die Abwehrspannung, war nur bei der Hälfte der kindlichen Patienten positiv. Bei einem begleitenden Schädelhirntrauma mit Bewußtseinstrübung bzw. -verlust ist praktisch kein klinisches Zeichen mehr aussagekräftig (Abb. 1).

Aufgrund der Reagibilität seines Gefäßsystems kann der kindliche Organismus im Gegensatz zum erwachsenen Volumenverluste bis zu 30% kompensieren. Da dabei Pulsrate und Blutdruck sich kaum

Index			
Alter (Jahre)	**Pulsfrequenz** **(Mittelwerte)**	**Blutdruck** **(Mittelwerte)**	**Schockindex** $\frac{P}{RR}$
1	125	89	1.4
2	110	91	1.2
4	100	95	1.0
6	100	95	1.0
8	90	97	0.9
10	90	100	0.9
12	85	104	0.8
14	85	109	0.7

Tab. 1: Vermeintlich »pathologischer« Schockindex

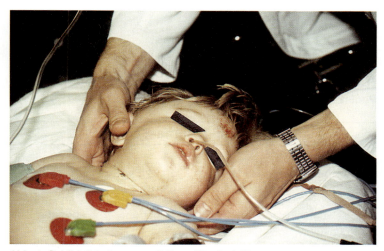

Abb. 1: Schädelhirntrauma mit Bewußtseinstrübung

verändern, wird primär ein leichtes Trauma »vorgetäuscht«. Beim Überschreiten dieses Grenzwertes kommt es dann jedoch ganz abrupt zum Kreislaufzusammenbruch, zum schweren Schockzustand. Auch der immer noch häufig zitierte Schockindex hat zumindest beim Kind in der Akutphase eine geringe Aussagekraft. 50% unserer untersuchten Kinder wiesen trotz einer relevanten Blutung einen normalen Schockindex (< 1) auf. Unbrauchbar ist der Index bei Kindern bis zu 6 Jahren, wo er selbst bei normalen Kreislaufverhältnissen, wie sie in Tab. 1 aufgeführt sind, stets »pathologisch« ist.

Zur Beurteilung der **Traumaschwere** sind eher der **Unfallmechanismus** (zum Beispiel vom Pkw überrollt) und die **periphere Zirkulation** geeignet. Diese ist anhand des Kapillarfüllungszeit **(normal 1 sek)** rasch beurteilt. Eine Verzögerung der Nagelbettfüllung deutet auf eine Zentralisation hin. Ein noch palpabler Radialispuls spricht bei Kindern jeglichen Alters für eine noch ausreichenden systolischen Blutdruck von über 70 mmHg.

Merke:
Hypotension, veränderte Bewußtseinslage und fehlende periphere Pulse signalisieren die unmittelbar bevorstehende Kreislaufdekompensation!

Eine Zyanose ist Spätsymptom und als äußerst kritisches Zeichen zu werten.

Eine gewisse Entscheidungshilfe bietet, wenn auch mit Vorbehalt, der **Pediatric-Trauma-Score** (Tab. 2).

Pediatric-Trauma-Score			
Wertungszahl	+2	+1	-1
1. Körpergewicht	> 20 kg	10 - 20 kg	< 10 kg
2. Atmung	normal	grenzwertig	intubiert
3. RR systolisch	> 90 mmHg	90 - 50 mmHg	< 50 mmHg
4. Bewußtseinslage	wach	eingetrübt	komatös
5. Weichteil-verletzungen	keine	minimal	erheblich
6. Frakturen	keine	geschlossen	offen/ multipel

Tab. 2

Die Punkte des Pediatric-Trauma-Scores reichen von -6 bis +12. Eine **Punktzahl** $\leq$ **8** zeigt eine **vitale Bedrohung**.

Erklärung:
Grenzwertige Atmung (Punkt 2) bedeutet eine teilweise Verlegung der Atemwege, die jedoch durch einfache Hilfsmaßnahmen (Überstrecken des Kopfes, O_2-Gabe) beherrschbar ist. Generell bedeutet ein systolischer Blutdruck (Punkt 3) über 90 mmHg einen adäquaten Kreislauf, bei Blutdruckabfällen **unter 50 mmHg** liegt unabhängig vom Alter ein **Schock** vor.

Merkregel: RR systolisch = 90 + (2 x Alter in Jahren).

Falls keine entsprechende Blutdruckmanschette vorhanden ist, ergibt ein tastbarer Puls am Handgelenk die Punktzahl +2, ist ein Puls in der Leiste oder nur am Hals tastbar: +1, ist kein Puls mehr tastbar: -1. Hinsichtlich der Weichteilverletzungen (Punkt 5) ergibt: keinerlei Hinweis für ein äußeres Trauma eine Punktzahl von +2, Abschürfungen und kleinere Hautläsionen eine Punktzahl von +1, jede penetrierende Wunde oder größerer Hautdefekt (z.B. Ablederung) die Punktzahl -1.

Wie bereits angeführt, ist dieser Score mit Zurückhaltung zu betrachten, zeigen doch unsere Zahlen, daß das Fehlen äußerer Verletzungszeichen sowie ein noch normaler Blutdruck keineswegs immer für ein leichtes Trauma sprechen. Dennoch ist der Score für die grobe Erstorientierung sicher hilfreich.

Ein Punkt sollte nochmals in Erinnerung gerufen werden, der ein besonderes Problem im Kindesalter darstellt: Aufgrund der Elastizität des Brustkorbes finden sich beim Kind nach einer Gewalteinwirkung signifikant weniger Rippenfrakturen. Dies sollte jedoch nicht darüber hinwegtäuschen, daß trotzdem schwere intrathorakale Verletzungen auftreten können. Die noch relativ weiche und dünne Thoraxwand ist im Gegensatz zum Erwachsenen kaum in der Lage, Gewaltenergien »abzufangen«. Besonders schwere Lungenkontusionen sind daher nach entsprechendem Trauma oft vorzufinden. Dies ist deshalb sehr wichtig, weil sich beim Kind eine Hypoxie (z.B. durch 3fach erhöhten Sauerstoffbedarf im Vergleich zum Erwachsenen) rascher entwickelt.

Natürlich wird diese Gefahr noch durch ein Schädelhirntrauma mit zentraler Atemstörung potenziert. Der neurologische Status hat daher immense Bedeutung. Am besten geeignet ist dafür die **modifizierte**

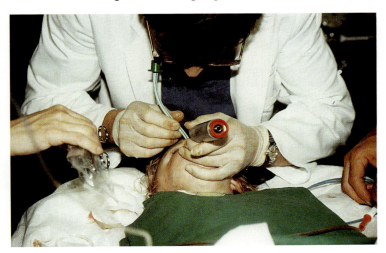

Abb. 2: Intubation

Modifizierte Glasgow-Coma Scale (vgl. auch S. 55)

I. Kind < 1 Jahr

1. Augenöffnen

spontanes Augenöffnen	4
Augenöffnen nach Aufruf	3
Augenöffnen auf Schmerzreiz	2
kein Augenöffnen	1

2. Reaktion auf Ansprechen

fixiert, verfolgt, erkennt, lacht, schreit heftig	5
fixiert / verfolgt inkonstant, erkennt nicht sicher, lacht nicht situationsbedingt, irritables Schreien	4
nur zeitweise erweckbar, klägliches Schreien auf Schmerzreiz	3
ist motorisch unruhig, jedoch nicht erweckbar	2
tief komatös, keine visuell, akustisch oder sensorisch ausgelöste motorische Reizbeantwortung	1

3. Motorische Reaktion

normale Spontanmotorik	6
Abwehr bei Berührung	5
	-
Beugereaktion	3

II. Kind > 1 Jahr

1. Augenöffnen

spontanes Augenöffnen	4
Augenöffnen nach Aufruf	3
Augenöffnen auf Schmerzreiz	2
kein Augenöffnen	1

2. Reaktion auf Ansprechen

spricht verständlich, ist orientiert	5
ist verwirrt, spricht unzusammenhängend, ist desorientiert	4
Antwort inadäquat, »Wortsalat«	3
unverständliche Laute	2
keine verbalen Äußerungen	1

3. Motorische Reaktion

befolgt motorische Aufforderungen prompt	6
lokalisiert Schmerzen	5
gezielte Abwehr eines Schmerzreizes möglich	4
ungezielte Bewegungen auf Schmerzreiz	3
Extension aller vier Extremitäten auf Schmerzreiz	2
keine motorische Antwort auf Schmerzreiz	1

Tab. 3: Modifizierte Glasgow-Coma-Scale

Glasgow-Coma-Scale (Tab. 3), wobei eine **Punktzahl** $\leq$ **8** die umgehende **Intubation** notwendig macht (Abb. 2).

Zur adäquaten **Therapie** bzw. zur Dosierung notwendiger Medikamente, ist beim Kind wenigstens ein grober Richtwert über das Körpergewicht notwendig. Anhand kleiner Orientierungshilfen kann das Alter abgeschätzt werden. Ein Säugling ohne Milchzähne ist jünger als ein halbes Jahr, bei vollständiger Ausbildung der Schneidezähne ist der Säugling über ein Jahr alt. Bei Lücken im Milchgebiß sind die Kinder in der Regel älter als sechs Jahre. Kinder mit offener Fontanelle sind jünger als 6 - 12 Monate. Mit dem Lebensalter läßt sich das ungefähre Normalgewicht berechnen.

> **Merkregel: Gewicht (kg) = (Alter x 2) + 8**

D.h., ein einjähriges Kind ist ca. 10 kg schwer, ein sechsjähriges Kind etwa 20 - 30 kg.

Volumengabe
Selbst bei noch stabilen Kreislaufverhältnissen sollten nach entsprechender Traumaanamnese mindestens zwei periphervenöse Zugänge geschaffen werden. Ist diese Punktion unmöglich, kann im Bedarfsfalle, gerade bei kleineren Kindern, eine Punktion der Kopfschwartenvenen vorgenommen werden. Weitere Möglichkeiten sind die Punktion der Leiste oder der Vena saphena magna oberhalb des Innenknöchels (Abb. 3), schließlich als Ausnahme zentralvenöse Zugänge. Nicht zu vergessen ist die intraossäre Infusion, die bis zu 6 Jahren möglich ist. Mit speziellen Punktionskanülen (Fa. Cook) oder einer anderen starkwandigen Kanüle wird unterhalb des Kniegelenkspaltes die Tibiavorderwand perforiert; über diesen Zugang sind sämtliche Volumenersatzmittel infundierbar, sogar Erythrozytenkonzentrate können transossär verabreicht werden. Im Notfall ist eine Fraktur des betroffenen Beines die einzige Kontraindikation.
Bei der Notfalltherapie sind keine »Speziallösungen« notwendig. Mittel der Wahl ist zunächst **Ringer-Lösung,** welche in einer Dosierung von **20 ml/kg KG** (s. Titel, S. 137) gegeben wird. Beim bereits ausgeprägten Schock sind zunächst einmal **10 ml/kg KG Plasmaexpander** (z.B. HAES) zu infundieren. Alternativ kann auch **Humanalbumin 5%ig** ebenfalls in einer Dosierung von **10 ml/kg KG** verabreicht werden. Beim Neugeborenen ist auf alle Fälle Humanalbumin einem Plasmaexpander vorzuziehen.

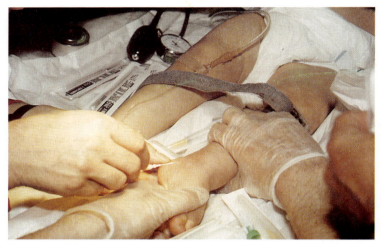

Abb. 3: Punktion der Vena saphena magna am Innenknöchel

Auf physiologische Kochsalzlösung (0,9%) sollte wegen der hohen Konzentration an Natrium und Chloridionen wegen der Gefahr der Hypernatriämie bzw. Hyperchlorämie verzichtet werden. Ebenso sollte auch »freies Wasser«, d.h. Glukoselösungen ohne Elektrolytzusatz, wegen der Gefahr eines Hirnödems und der dadurch bedingten Krampfanfälle keine Verwendung finden. Außerdem besteht bereits eine Hyperglykämie aufgrund schockbedingter Glukoseverwertungsstörungen. Ideal ist die gleichzeitige Gabe von **Plasmaexpandern und Ringer-Lösung** im Verhältnis von **1 : 2** zum simultanen Flüssigkeitsausgleich im Extrazellulärraum und Intravasalraum. Spricht der Kreislauf nicht auf massive Volumengaben an, muß ein Spannungspneu, eine Perikardtamponade sowie ein spinaler Schock in Betracht gezogen werden. Ist der hämorrhagische Schock nach Ausschluß der genannten Komplikationen trotz weiterer Volumenzufuhr nicht zu stabilisieren, muß als Ultima ratio fraktioniert **Adrenalin (Suprarenin®)** in einer Dosierung von **0,01 - 0,1 ml/kg KG der 1:10.000 verdünnten Lösung** verabreicht werden.

Schmerzmittel
Die Schmerzmittelgabe ist beim traumatisierten Kind unerläßlich, um einen Schock nicht weiter zu protrahieren. Wegen der nicht kreislaufdepressiven Wirkung und der Erhaltung der Rachenreflexe ist **Ketamin (Ketanest®)** vorzuziehen. Die Dosierung beträgt **0,25 - 0,5 mg/kg KG**

i. v. Die mögliche Steigerung des Hirndruckes durch CO_2-Retention kann durch Hyperventilation antagonisiert werden. Wegen der ketamininduzierten starken **Hypersalivation** muß zusätzlich **Atropin (0,02 mg/kg KG)** verabreicht werden. Unter Ketamineinfluß sollte wegen eines möglichen **Laryngospasmus keine Maskenbeatmung erfolgen.**

Bei starken Schmerzen sind Morphinpräparate, z.B. **Morphin (Morphin Merck®): 0,05 - 0,1mg/kg KG** zu verwenden. Durch die sehr hohe analgetische Potenz ist **Fentanyl (Fentanyl®)** in einer Dosierung von **0,003 - 0,01 mg/kg KG** hervorragend geeignet. Diese Substanzen verursachen vor allem beim Säugling und Kleinkind eine Atemdepression, die praktisch immer die Intubation erfordert. Zur Sedierung kann zusätzlich **Midazolam (Dormicum®), 0,2 mg/kg KG i. v.** oder **Diazepam (Valium®)** in einer Dosierung von **0,3 mg/kg KG i. v.** im Bedarfsfalle appliziert werden.

Freihalten der Atemwege

Wie bereits erwähnt, ist die Hypoxietoleranz beim Kind deutlich erniedrigt, so daß eine frühzeitige Atemspende erfolgen und großzügig die Intubationsindikation gestellt werden sollte. Im Gegensatz zum Säugling, bei dem der Kopf in Neutral- oder »Schnüffelposition« zu halten ist, wird beim Klein- und Schulkind der Kopf zunehmend überstreckt.

Beatmung und Intubation

Zur Maskenbeatmung bzw. Präoxygenierung vor der Intubation eignen sich wegen des minimalen Totraumes die **Rendell-Baker-Wulstmasken** mit den altersentsprechenden Maskengrößen (Größe 1: 1 Monat bis 1 Jahr, Größe 2: 1 - 3 Jahre, Größe 3: 4 - 8 Jahre). Die im Notfall notwendige 100%ige O_2-Beatmung wird durch Beatmungsbeutel mit Reservoirschlauch (»Reptilschlauch«) und durch hohen Sauerstoff-Flow gewährleistet.

Beatmungsfrequenz:	
Säugling (bis 1 Jahr):	30/min
Kleinkind (bis 5 Jahre):	20/min
Schulkind (bis 14 Jahre):	15 - 20/min

Bei Kindern, die bis zu einem Jahr alt sind, finden gerade Spatel Verwendung, beim Klein- und Schulkind gebogene Spatel (zum Beispiel MacIntosh Größe 1 - 3).

Tubusgröße		
	Innendurchmesser ID (mm)	**Außendurchmesser Charrière**
NG- 6 Monate	3,0 - 3,5	14 - 16
6 -12 Monate	3,5 - 4,0	16 - 18
1 - 2 Jahre	4,0 - 4,5	18 - 20
2 - 4 Jahre	4,5 - 5,0	20 - 22
4 - 6 Jahre	5,0 - 5,5	22 - 24
6 - 8 Jahre	5,5 - 6,0	24 - 26
8 -10 Jahre	6,0 - 6,5	26 - 28
10 -12 Jahre	6,5 - 7,0	28 - 30

Tab. 3

Beim Intubieren sollte stets der **Sellik-Handgriff** eingesetzt werden, um die Aspirationsgefahr zu vermindern.
Bis zum 8. Lebensjahr dürfen **keine Tuben mit Blocker-Cuffs** benutzt werden (bis Charrière 26) (Tab. 3).

> **Merkregel:**
> Die Tubusgröße entspricht der Kleinfingerdicke oder der Größe des Nasenlochs des Patienten. Über zwei Jahre gilt die Formel:
>
> **Tubusgröße in Charrière = 18 + Alter in Jahren**
>
> Umrechnung: Innendurchmesser in mm = $\frac{Ch - 2}{4}$

Medikamente zur Intubation:
1. **Atropin: 0,01 - 0,02 mg/kg KG**
2. **Diazepam (Valium®): 0,2 - 0,3 mg/kg KG**
   oder
   Midazolam (Dormicum®): 0,1 - 0,2 mg/kg KG
3. **Etomidat (Hypnomidate®): 0,2 mg/kg KG**
4. **Fentanyl: 0,003 - 0,01 mg/kg KG**
   oder
   Morphin: 0,05 - 0,1 mg/kg KG
5. **Succinylcholin (Lysthenon®): 1 - 2 mg/kg KG**

Wenn vermeidbar, sollte man bei der Intubation auf eine Muskelrelaxierung verzichten; falls die Intubation nämlich fehlschlägt und die

Maskenbeatmung erforderlich wird, ist damit eine erhebliche Aspirationsgefahr verbunden.
Nach erfolgreicher Intubation wird mit 100% Sauerstoff beatmet. Als Faustregel für das Atemzugvolumen (AZV) gilt:

Merkregel: AZV (ml) = KG (kg) x 10

Atemminutenvolumen = 150 ml/kg KG

Merke:
Auch bei einem begleitenden Schädelhirntrauma wird eine Normoventilation durchgeführt, da bei unkontrollierter präklinischer Hyperventilation eine zerebrale Ischämie verstärkt werden kann.

Der beim Thoraxtrauma wünschenswerte PEEP bis 5 cm H_2O hat eine negative Wirkung auf die venöse Drainage des Gehirns; diese Negativwirkung kann jedoch durch Oberkörperhochlagerung wieder aufgehoben werden.

Reanimation
Bei Kindern ist ein Herzstillstand noch weniger erfolgversprechend zu behandeln als beim Erwachsenen (geringe Hypoxietoleranz!). Ist der Stillstand durch eine Hypovolämie bedingt, sind die Chancen praktisch aussichtslos.
In den seltenen Fällen, bei denen ein thorakales Trauma (Spannungspneu, Perikardtamponade) Ursache für den Herz-Kreislauf-Stillstand ist, sind noch, wenn auch geringe, Möglichkeiten einer erfolgreichen Wiederbelebung gegeben. Dies setzt jedoch voraus, daß notfalls beide Thoraxhöhlen und eventuell der Herzbeutel, auch bei Verdacht, vor oder zumindest gleichzeitig mit der eigentlichen Reanimation punktiert und entlastet werden müssen.
Solange das Kind noch nicht intubiert ist, muß wegen der drohenden Aspiration auf eine exakte Koordination von Beatmung und Herzmassagen geachtet werden. Keinesfalls darf auch die Massage »ruckartig« erfolgen, sondern Kompression und Entlastung sind im Verhältnis von 1 : 1 durchzuführen.
Beim Säugling wird 1 Querfinger unterhalb der Intermamillarlinie, beim Klein- und Schulkind 2 Querfinger über dem Schwertfortsatz massiert.

Beim Säugling wird mit 1 - 2 Fingern, beim Klein- und Schulkind mit dem Handballen einer Hand gedrückt.

Herzmassagefrequenz:
Säugling   120/min
Kleinkind   100/min
Schulkind   80/min

Medikamentöse Therapie: Zur Effektivitätssteigerung der Basismaßnahmen sollte frühzeitig **Adrenalin (Suprarenin®)**, das durch die Erhöhung des diastolischen Blutdruckes die Hirn- und Koronardurchblutung steigert, zum Einsatz kommen. Die Dosierung beträgt **0,1 ml pro kg KG (1:10.000 verdünnte Lösung)** mit einer Wiederholung der gleichen Dosis in 5minütigen Abständen. Falls noch kein intravenöser Zugang vorhanden ist, kann alternativ Adrenalin auch endobronchial über den Tubus mit einer entsprechenden Sonde (Absaugkatheter) appliziert werden. Dabei ist keine Repetitionsdosis mehr erforderlich, die Wirkung hält 30 - 60 min an. Folgende Dosierung wird verwendet: **2 x intravenöse Dosis = 0,2 ml/kg KG (1 : 10.000 verdünnte Lösung)**, weiter **verdünnt** mit **Aqua destillata** oder **Kochsalzlösung (5 ml beim Säugling, 10 ml beim Kleinkind)**.
Die Azidosepufferung mit Natriumbicarbonat sollte wegen multipler Gefahren (Hirnblutungen bei Hyperosmolarität, CO_2-Anstieg, Myokarddepression etc.) zurückhaltend durchgeführt werden.
Frühestens nach 10 min erfolgloser Reanimation kommt $NaHCO_3$ **8,4 %ig** in einer Dosis von **1 mval (= 1ml) pro kg KG** zum Einsatz. Bis zum 6. Lebensjahr muß Hydrogencarbonat im Verhältnis von **1 : 1** mit **Aqua destillata, Kochsalzlösung** oder **Humanalbumin** gemischt werden.

Weitere Medikamente:
1. **Atropin: 0,02 mg/kg KG**
   bei extremer Bradykardie oder bei erfolgloser Suprareningabe
2. **Lidocain (Xylocain® 2%ig): 1 mg/kg KG**
   bei ventrikulären Rhythmusstörungen sowie nach Defibrillation
3. Alternativ **Ajmalin (Gilurytmal®): 0,5 - 1 mg/kg KG**

Die »Reanimationsmedikamente« können notfalls in der üblichen intravenösen Dosierung auch **intraossär** appliziert werden.

	Intraossär	**Intrabronchial**
Suprarenin	0,1 ml/kg	0,2 ml/kg
	(1:10.000)	(1:10.000)
Lidocain	1 mg/kg	2 mg/kg
Atropin	0,02 mg/kg	0,04 mg/kg
NaHCO$_3$	1 ml/kg	nein
		(Schleimhautschäden!)

Im Kindesalter tritt der Herzstillstand meist in Form der Asystolie auf. Beim seltenen Kammerflimmern wird in Exspirationstellung (kleinerer Brustkorbdurchmesser) mit **initial 2 Joule/kg KG** defibrilliert. Bei weiteren Defibrillationen wird die Dosis auf **4 Joule/kg KG** gesteigert.

Am besten erfolgt primär die Defibrillation mit **drei nacheinander gesetzten Elektroschockdosen mit 2 - 2 - 4 Joule/kg KG** (durch Verringerung des Hautwiderstandes bessere Wirkung am Myokard).

Trauma - Geburt - Schwangerschaft

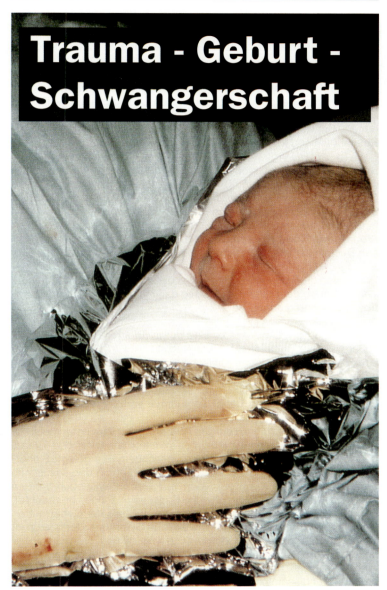

Wärmeschutz

Unfälle sind die häufigsten nichtgynäkologischen Todesursachen bei Schwangeren. Schwangerschaftsbedingte, physiologische Veränderungen führen beim Trauma zu einer besonderen Gefährdung der Mutter.

Der vergrößerte Uterus leitet bei einer stumpfen Gewalteinwirkung die plötzlich entstehenden intraabdominellen Druckanstiege weiter auf innere Organe und bewirkt so Milz-, Leber- oder andere Rupturen. Ab der 12. Schwangerschaftswoche verlagert sich die Harnblase in die Bauchhöhle und kann daher auch leichter verletzt werden.

Das sich stetig erhöhende Blutvolumen (ab der 28. Schwangerschaftswoche bereits um 50%!) erhöht auch die Blutfülle im kleinen Becken, die bei einer Verletzung in dieser Region zur **verstärkten intra- oder retroperitonealen Blutung** führt. Erschwerend kommt hinzu, daß die vergrößerte Gebärmutter die Vena cava komprimiert **(Vena-cava-Kompressionssyndrom)** und durch die Stauung im kleinen Becken sich venöse Blutungen zusätzlich verstärken.

Präklinisch große Bedeutung hat auch die schwangerschaftsbedingte Verminderung der Magenmotilität, so daß mit einer **erhöhten Aspirationsgefahr** zu rechnen ist.

Verletzungen der Gebärmutter sind aufgrund ihrer Elastizität selten, außer bei einer Beckenfraktur (vgl. Kap. 11, Abb. 1), die u.a. zu einer **Uterusruptur** führen kann. Klinisch liegt der dringende Verdacht vor, wenn der Uterus nicht mehr abgrenzbar ist **(Leopold-Handgriffe)** und kindliche Teile oberflächlich unter der Bauchdecke getastet werden. Eine vaginale Blutung ist dabei nicht immer vorhanden.

Häufiger kommt es zur **vorzeitigen Ablösung der Plazenta**, meistens bedingt durch Dezelerationstraumen mit Kompression des Uterus gegen die Bauchwand (Einklemmung, unsachgemäß angelegte Sicherheitsgurte) wobei sich die unelastische Plazenta von der elastischen Uterusmuskulatur »abschert«. Vorzeitige Plazentalösungen werden auch gehäuft bei Schockformen ohne Bauchverletzungen beobachtet, wahrscheinlich durch die schockbedingte Hypoxie der Gebärmutter. Eine **vaginale Blutung** ist das hinweisende Symptom. Der Uterus ist **extrem schmerzhaft** und durch Dauerkontraktion bretthart angespannt **(»Holzuterus«)**. Bei diesen Plazentaläsionen kommt erschwerend hinzu, daß dabei Thromboplastin freigesetzt wird, das unter anderem zur disseminierten intravasalen Koagulopathie und damit zur Blutungsverstärkung führt.

Die traumabedingte Druckerhöhung im Bauchraum kann einen **vorzeitigen Blasensprung**, erkennbar am Flüssigkeitsabgang aus der Scheide, auslösen. Eine vorzeitige Wehentätigkeit kann kurzfristig durch **Fenoterol-Spray (Berotec-Spray®)** gehemmt werden. Die intravenöse Tokolyse mit Fenoterol **(z.B. Partusisten®)** sollte nur extremen Ausnahmesituationen (sehr lange Anfahrtszeit zum Krankenhaus) vorbehalten bleiben; dabei muß die Patientin unbedingt in einer stabilen Kreislaufsituation sein (Nebenwirkung: Blutdruckabfall!).

Aufgrund der speziellen physiologischen Veränderungen kann ein Schockzustand sich »maskieren« und zu spät erkannt werden, mit fatalen Konsequenzen, vor allem für den Föten. In der Schwangerschaft ist die Herzrate durchschnittlich um 15 Schläge/min erhöht, so daß eine grenzwertige Tachykardie (kompensierter Schock) nur sehr schwer erkennbar ist. Des weiteren ist, wie bereits erwähnt, das Blutvolumen erhöht, so daß die Zeichen der Hypovolämie erst verzögert bei massivem Blutverlust auftreten.

Trotz relativer Kreislaufstabilität der Mutter kann bereits beim Kind eine Hypoxie vorliegen, da die kompensatorische Ausschleusung von mütterlichen Katecholaminen zur Vasokonstriktion der Uterusgefäße und damit zur Abnahme der Gebärmutterdurchblutung führt.

Beim manifesten Schock der Mutter muß in ca. 80% aller Fälle mit einem Fruchttod gerechnet werden. Natürlich ist stets das Leben der Mutter vorrangig; jedoch ist eine suffiziente Behandlung der Mutter mit schnellstmöglicher Beseitigung von Hypoxie und Hypovolämie gleichzeitig die effektivste Therapie auch für das Kind.

Ansonsten sind Verletzungen des Kindes sehr selten aufgrund der »Pufferung« durch Uterusmuskulatur und Fruchtwasser. Jedoch können kindliche Schädelfrakturen bei Beckenbrüchen der Mütter auftreten; bei Dezelerationstraumen können durch einen sogenannten »Contrecoup«-Effekt intrakranielle Blutungen (z.B. subdurales Hämatom) beim Föten ausgelöst werden.

Therapie:
Sauerstoffgabe (Nasensonde) und möglichst frühzeitige Intubation und Beatmung mit 100% Sauerstoff.
Linksseitenlage, da in Rückenlage der Uterus die Cava komprimiert, durch die Drosselung des venösen Rückstromes zum

Herzen die Herzleistung absenkt und so einen Blutdruckabfall sowie eine Mangeldurchblutung für das Kind verursacht.

Bei Verdacht auf eine zusätzliche Wirbelsäulenfraktur wird die Schwangere zunächst auf einer Vakuummatratze ruhiggestellt und dann wenigstens das rechte Becken mit Decken o.ä. unter der Matratze höhergestellt. Auf diese Weise wird der Uterus nach links verlagert und gleichzeitig die Wirbelsäule immobilisiert.

Rasche Volumenzufuhr, wobei im Vergleich zu nicht schwangeren Frauen erheblich größere Infusionsmengen notwendig werden; z.B. die ca. dreifache Menge an Ringer-Laktat-Lösung im Vergleich zum geschätzten Blutverlust.

Tritt ein Herz-Kreislauf-Stillstand ein, sind prinzipiell die gleichen Reanimationsmaßnahmen wie bei Nichtschwangeren einzuleiten.

Etwa ab der 26. Schwangerschaftswoche kommt es zum Vena-cava-Kompressionssyndrom durch die Gebärmutter. Die notwendige Linksseitenlage macht jedoch die Reanimation uneffektiv, so daß alternativ der Uterus manuell nach links gedrängt wird. Die Herzdruckmassage kann auch durchgeführt werden, wenn die Patientin auf der Vakuummatratze fixiert und das rechte Becken hochgestellt ist.

Negative Auswirkungen der Defibrillation auf den Föten sind bisher nicht bekannt, so daß unbedenklich mit den üblichen Dosen defibrilliert werden kann.

Als **Sonderfall** der Unfallauswirkungen auf Schwangere muß beachtet werden, daß es bei einem schweren Trauma des Abdomens zur Auslösung vorzeitiger Wehen, im Extremfall sogar zur vorzeitigen Geburt kommen kann.

Besonders prekär ist die Situation, wenn eine **Frühgeburt** (Niederkunft vor der 37. Schwangerschaftswoche, **Geburtsgewicht unter 2500 g**) vorliegt; dabei sind Frühgeburten vor der 31. Schwangerschaftswoche mit einem Gewicht unter 1500 g besonders gefährdet (Abb. 1).

Ist der Geburtsvorgang nicht mehr aufzuhalten, wird zuerst ein Dammschutz durchgeführt und nach Durchtreten des Kopfes zunächst die äußere Drehung abgewartet. Der Kindskopf wird dann gesenkt und die vordere Schulter »entwickelt«. Anschließend wird der Kopf angehoben und die hintere Schulter aus dem Geburtskanal befreit.

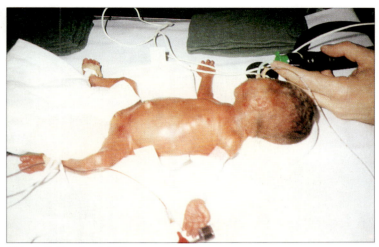

Abb. 1: Frühgeburt, 750 g

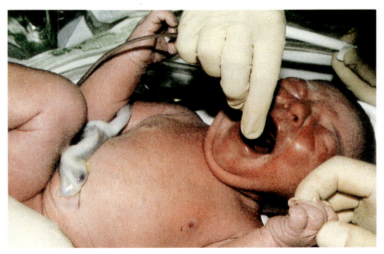

Abb. 2: Orales Absaugen

Bei größeren Schleimansammlungen wird der Mund bereits während des Geburtsvorganges abgesaugt (Absaugkatheter 6 - 8 Charrière). Ansonsten werden mit geringem Sog, am besten mit einem Orosauger,

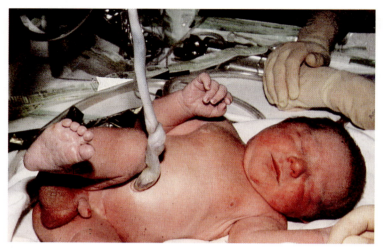

Abb. 3: Nabelschnur lang belassen (➡)

zunächst die Mundhöhle und anschließend die Nasengänge von Schleim befreit (Abb. 2). Größere Manipulationen an der Nase sind zu vermeiden, da sonst schnell eine Schleimhautschwellung auftritt und die Atmung behindert **(Neugeborene sind Nasenatmer!)** Zu heftiges Absaugen kann außerdem eine Vagusreizung mit dadurch bedingtem Frequenzabfall provozieren.

Zum Wärmeschutz wird das Kind rasch abgetrocknet, anschließend in eine Alufolie und Tücher eingewickelt (s. Titel, S. 151)

Im Gegensatz zur normalen Geburt ist bei der Entbindung einer polytraumatisierten Mutter ein rasches Vorgehen indiziert. In keinem Fall kann mit dem Abnabeln bis zum Sistieren der Nabelpulsation gewartet werden. Aufgrund der schockbedingten Minderdurchblutung des Uterus muß beim Kind mit einem Volumenmangel und einer Hypoxie gerech-

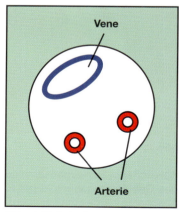

Abb. 4: Nabelschnur

net werden. Die Nabelschnur wird zum Kind hin »ausgestrichen« und dann 10 - 15 cm vom Nabel entfernt abgeklemmt und durchtrennt (Abb. 3).

Bei diesen Kindern ist in jedem Fall Sauerstoff zu verabreichen. Entweder durch eine lose aufgesetzte Maske oder über eine ungefähr 2 - 3 QF von der Nase entfernt gehaltene Sauerstoffsonde (ca. 5 l).

Ein peripher Zugang ist bei Frühgeborenen praktisch unmöglich. Ideal ist die **Punktion** der lang belassenen **Nabelschnur**, wobei eine Verweilkanüle (z.B. 20er oder 22er Abbocath) in die Vene eingeführt wird. Am Nabelschnurquerschnitt ist die Vene als dünnwandiges, klaffendes Gefäß erkennbar, im Vergleich zu zwei meist kollabierten, kleinlumigen Arterien (Abb. 4).

Da gerade Frühgeborene aufgrund der raschen Auskühlung (vergleichsweise viermal größere Körperoberfläche, kein »Kältezittern« möglich) und der bald aufgebrauchten Glykogenreserven sehr schnell eine Hypoglykämie entwickeln, muß unbedingt, am besten mit einer Spritze, Glukose langsam infundiert werden. Die Dosierung beträgt **3 - 5 ml einer 10%igen Glukose pro kg Körpergewicht (= 0,3 - 0,5 g Glucose)**.

Merke:
Bei einer schockierten Mutter oder nach Reanimation liegt praktisch immer eine Hypoglykämie des Kindes vor.

Zeigt das Neugeborene Zeichen eines **Volumenmangels** (z.B. ausgeprägte Blässe), wird zur raschen Kreislauffüllung am besten **5%iges Humanalbumin** in einer Dosierung von **10 - 15 ml/kg KG** über 10 min infundiert. Bei Frühgeborenen mit geringem Geburtsgewicht kann auch, um eine Volumenüberladung zu vermeiden, alternativ **20% Humanalbumin (2 - 4 ml/kg KG)** gegeben werden. (Blutvolumen beträgt nur 80 ml/kg KG!) Falls nicht vorhanden, werden **15 - 20 ml Ringer-Lösung pro kg KG** verabreicht (Nachteil: nur 25% der Infusionsmenge verbleiben in der Gefäßbahn!).

Plasmaexpander (Dextrane, HAES) werden in der **Neugeborenenperiode** nicht angewandt, da sie Gerinnungsstörungen auslösen und eine extrem verlängerte Halbwertszeit aufweisen. Zudem werden Plasmaexpander im retikoendothelialen System gespeichert.

APGAR-Schema

Punkte:	0	1	2
A-Atmung	keine	unregel-mäßig	regelmäßig kräftig schreiend
P-Puls	kein	< 100/min	>100/min
G-Grundtonus	schlaff	träge Bewegungen	Spontan-bewegungen
A-Aussehen (Hautfarbe)	blau, blaß	Stamm rosig, Extremitäten blau	ganz rosig
R-Reflexe	keine	Grimassieren	Husten, Niesen

Normal: 8 - 10 Punkte; Asphyxie: ≤ 7 Punkte; Lebensgefahr: < 5 Punkte

Tab. 1: APGAR-Schema

> **Merke:**
> Zum Abschätzen eines Volumenmangels ist die Blutdruck-messung, speziell beim sehr kleinen Kind (< 2500 g!), praktisch nicht durchführbar.
> Hilfreich ist die Palpation des Brachialispulses, der, falls noch tastbar, auf einen noch suffizienten Druck schließen läßt.

Zur Erstbeurteilung Neugeborener hat sich das **APGAR-Schema** bewährt (Tab. 1). Bei einer Punktezahl ≤ 7 liegt eine Asphyxie, bei weniger als 5 Punkten eine akut vitale Bedrohung vor. Jedoch ist dieses APGAR-Schema für Frühgeborene kaum brauchbar, da diese eine Muskelhypotonie sowie eine herabgesetzte Reflexerregbarkeit aufweisen, so daß sie auch normalerweise »niedrigere APGAR-Werte« aufweisen.

Früh- bzw. Neugeborene traumatisierter Mütter sind extrem gefährdet, so daß mit der Festlegung der APGAR-Punkte keine unnötige Zeit verlorengehen darf. Entscheidende Kriterien sind Atmung und Puls, d.h. ist keine regelmäßige Atmung vorhanden und liegt der Puls nicht über 100 Schläge/min, sind umgehend weiterführende Maßnahmen einzuleiten. Ein aggressives Vorgehen ist auch dann notwendig, wenn eine bestehende Zyanose sich trotz Sauerstoffinsufflation nicht kurzfristig verbessert.

Bei Atemstillstand oder sehr unregelmäßiger Atmung, vor allem bei gleichzeitig aufgetretener livider Verfärbung, wird, falls mechanische Hilfsmittel nicht vorhanden sind, mit der Mund-zu-Mund-und-Nase-Beatmung begonnen. Dabei sollte nie mehr Volumen als die Mundhöhle faßt (nur ein »Mundvoll-Beatmen«) eingeblasen werden. Zur Anreicherung der Ausatemluft kann der Helfer über eine Sauerstoffsonde die Luft in seinem Mund mit Sauerstoff anreichern und diese dem Kind einblasen. Bei richtiger Beatmung muß sich der Brustkorb anheben. Besser ist die Beatmung mit **Rendell-Baker-Wulstmasken** mit speziellen Beatmungsbeuteln und Nichtrückatmungsventil (z.B. Ambu Baby), PEEP-Zusatzventil sowie genügendem Sauerstoff-Flow, um 100% Sauerstoffbeatmung zu garantieren. Wegen der drohenden Magenüberblähung bei der Beatmung sollte dieser mit einer Sonde entlastet werden, wobei diese oral und nicht nasal eingeführt wird, um eine Schwellung der Nasenschleimhaut zu vermeiden, welche sonst die Atmung behindert (s.o.).

Zur Beatmung darf der Kopf nur leicht überstreckt werden (sogenannte »**Schnüffelposition**«), evtl. wird unterstützend ein Handtuch, ein Buch o.ä. unter die Schultern gelegt, jedoch darf der Kopf nicht frei hängen (Carotisüberdehnung!).

Am sichersten ist natürlich die Intubation mit **nicht blockierbaren Tuben,** zumal der anatomische Totraum um die Hälfte reduziert wird. Jedoch sollte die Intubation nicht primär, sondern erst nach ausreichender Oxygenierung durch Masken-Beutel-Beatmung durchgeführt werden. Das Intubationsmanöver sollte maximal 20 - 30 sek (geringe Hypoxietoleranz!) betragen, anderenfalls muß wieder auf Maskenbeatmung zurückgegangen werden. Die Intubation hat sehr vorsichtig zu erfolgen, da die Trachealschleimhaut des Neugeborenen sehr empfindlich ist und schon bei geringer Traumatisierung mit einer massiven Schleimhautschwellung reagiert.

In diesem Zusammenhang ist auch die anatomische Tatsache wichtig, daß bei Neugeborenen im Gegensatz zum Erwachsenen die engste Stelle nicht die Stimmbandebene, sondern der subglottische Raum in

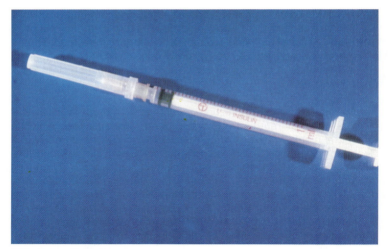

Abb. 5: Insulinspritze

Höhe des Ringknorpels ist. Stößt man bei der Intubation nach Passieren der Stimmbänder auf einen Widerstand, darf keine Gewalt angewandt werden, sondern der Tubus muß an der subglottischen Enge »vorbeigedreht« werden. Danach muß die richtige Lage durch Auskultation beider Thoraxhälften im oberen und unteren Bereich sowie des Epigastriums (»brodelndes Geräusch« bei Fehlintubation in den Magen!) erfolgen.

Anders als beim Erwachsenen muß beim Neu- bzw. Frühgeborenen bereits bei **extremer Bradykardie** die **Herzdruckmassage** durchgeführt werden. Beim Neugeborenen liegt der Grenzwert bei 60 Schlägen/min; bei Frühgeborenen ist bereits bei einer Frequenz von 80/min mit der Druckmassage zu beginnen. Etwa 1 QF unterhalb der Intermamillarlinie wird mit einem Finger das Sternum etwa 1 cm tief mit einer Frequenz von ca. 120/min eingedrückt. Alternativ kann der **»Zangengriff«** angewandt werden, wobei die Finger beider Hände der hinteren Thoraxwand aufliegen und beide Daumen unterhalb der Intermamillarlinie das Sternum komprimieren.

Steigt unter Maskenbeatmung mit 100% Sauerstoff nicht kurzfristig die Frequenz an oder verschlimmert sich sogar die Bradykardie bzw. ist bereits eine Herzdruckmassage notwendig, muß eine **medikamentöse Reanimation** eingeleitet werden. Das Mittel der Wahl ist

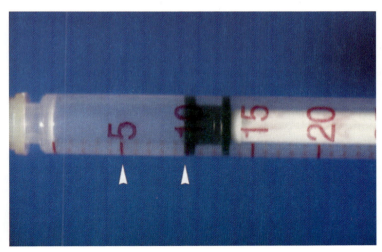

Abb. 6: ➡ 0,12 ml

Adrenalin (Suprarenin®) in einer Dosierung von **0,1 mg/kg KG der 1:10.000** verdünnten Lösung. Zu diesem Zweck wird eine Ampulle zu 1 ml (= 1 mg) mit 9 ml 0,9%iger Kochsalzlösung oder mit Aqua bidestillata in einer 10-ml-Spritze verdünnt.

Mit einer »**Insulinspritze**« (Fassungsvermögen = 1 ml) wird aus der 10-ml-Spritze 1 ml abgezogen (Abb. 5). Ein großer Teilstrich der Insulinspritze (Abb. 6) entspricht dann ungefähr 0,1 ml (exakt 0,12 ml). Bei Bedarf kann die Suprareningabe in fünfminütigem Abstand erfolgen.

Bei einer längerdauernden Reanimation (über 10 min) muß mit einer ausgeprägten Azidose gerechnet werden. Erst dann ist **Natrium-bicarbonat** notwendig, da bei einer schweren Azidose Adrenalin unwirksam ist. Wegen der Hyperosmolarität von Natriumbikarbonat, muß dieses verdünnt werden, da es sonst zum Hirnödem oder sogar zu Hirnblutungen führen kann. Aus diesem Grund darf es auch nicht endobronchial (Zerstörung der Schleimhaut) verwendet werden. Auch darf es nicht mit Adrenalin kombiniert werden, da dieses sonst inaktiviert wird. Natriumbikarbonat **(NaHCO$_3$ in der 8,4%igen Lösung)** muß in einem **Verhältnis von 1:1 verdünnt** werden. Geeignet sind Aqua bidestillata, 5%iges Humanalbumin oder, wegen der sowieso notwendigen Glukosegabe (Hypoglykämie!), am besten 10%ige Glukose. Zu diesem Zweck werden 5 ml NaHCO$_3$ 8,4% mit 5 ml 10%iger Glukose verdünnt. 1 ml des Gemisches entspricht dann 0,5 mval Natriumbicarbonat. Die Dosierung beträgt **2 mval/kg KG**, d.h. 4 ml des Bicarbonat-Glukosegemisches. Wie bereits angeführt, bekommt jedes asyphyktische, schockierte Früh- oder Neugeborene, besonders nach Reanimation, aufgrund der sehr begrenzten Glykogenreserven eine ausgeprägte Hypoglykämie. Zur Vermeidung eines irreversiblen Hirnschadens ist, wenn noch nicht verabreicht, **10%ige Glukose** notwendig. **(3 - 5 ml/kg KG ≙ 0,3 - 0,5 g Glukose)**.

Bei ausgeprägten ventrikulären Extrasystolen mit entsprechend reduzierter Auswurfleistung bzw. gehäuften Extrasystolen nach Reanimation (speziell beim R-auf-T-Phänomen) muß zur Vermeidung eines erneuten Stillstandes **Lidocain 2%ig (Xylocain®)** appliziert werden **(Dosis: 1 mg/kg KG)**. 5 ml der 2%igen Lösung entsprechen 100 mg. 1 ml (20 mg) werden mit 9 ml Kochsalzlösung verdünnt. 1 ml entspricht dann 2 mg (d.h. 1 mg/kg KG entspricht etwa 5 Teilstrichen der Insulinspritze/kg KG). Im Bedarfsfall ist ein zweiter Bolus (1 mg/kg) nach ca. 20 min erforderlich.

Bei erfolgloser kardiopulmonaler Reanimation trotz mehrfacher Adrenalingaben kann unter Umständen **Atropin** erfolgreich sein, wobei **0,03 mg/kg KG Atropin**, wenn nötig in 5-Minuten-Intervallen, appliziert werden. 1 ml (= 0,5 mg) werden mit 9 ml 0,9% NaCl-Lösung verdünnt. 1 ml danach aufgezogen in der Insulinspritze entsprechen dann 0,05 mg Atropin. 1 »großer« Teilstrich ergibt 0,005 mg, 6 Teilstriche die erforderliche Dosis von 0,03 mg.

Schließlich müssen noch einige **besondere Hinweise** hinsichtlich Beatmung und Intubationstechnik beachtet werden, die im folgenden aufgeführt sind:

Beatmung
Unmittelbar nach der Geburt sind initial höhere Beatmungsdrücke zur Lungenentfaltung notwendig. Die speziellen Beatmungsbeutel (z.B. Ambu Baby) werden zur Druckerhöhung mit drei Fingern komprimiert. Initial werden 4 - 5 Hübe mit höherem Druck verabreicht. Ansonsten wird der Beatmungsbeutel mit 1 - 2 Fingern entleert (niedriger Druck). Wegen des zunächst notwendigen erhöhten Beatmungsdruckes kommt es zu einer Aufblähung des Magens (Cave: Magenruptur!), so daß zur Entlastung eine Magensonde oral (nicht nasal!) plaziert wird. Zur leichteren Beatmung mit Maske ist ein Guedel-Tubus hilfreich. Die richtige Größe entspricht dem Abstand vom Ohrläppchen zum Mundwinkel. Bevorzugt werden Rendell-Baker-Masken der Größe 0 für

Frühgeborene (Totraum 2 ml) sowie der Größe 1 für Neugeborene (Totraum 4 ml). Die Beatmungsfrequenz sollte 40 - 50 Hübe/min betragen (Atemzugvolumen in ml = KG (kg) x 10).

Intubationstechnik
Der kindliche Kehlkopf ist im Gegensatz zum Erwachsenen höher gelegen und verkippt. Dadurch kommt es bei einer Überstreckung des Kopfes zur Verlegung der Atemwege. Bei Intubation muß daher der Kopf in Neutralposition oder maximal in die»Schnüffelposition« gelegt werden. Verwendung finden im frühen Neugeborenenalter nur gerade Spatel (z.B. Miller-Spatel der Größe 0). Der Spatel wird vorsichtig zunächst in den Oesophagus eingeführt und anschließend zurückgezogen, bis die Aryknorpel»vorschnappen«. Begleitend kann der sogenannte **Sellik-Handgriff**, auch bei Maskenbeatmung, zur Aspirationsprophylaxe angewandt werden. In dieser Altersstufe werden ausschließlich nicht blockierbare Tuben verwendet. Diese Tuben sind an der Spitze mit schwarzen Markierungen versehen, um die richtige Plazierung zu erleichtern. Der Tubus wird so weit eingeführt, bis diese schwarze Markierung gerade zwischen den Stimmbändern verschwindet. Auf eine exakte Tubusfixierung ist besonders zu achten, da bei geringer Dislokation aufgrund der sehr kurzen Trachea (4 cm) es sehr leicht zur einseitigen Intubation kommen kann. Unerläßlich ist natürlich die Auskultation des Thorax sowie der Magengrube.

Wenn möglich, sollte der Tubus gekürzt werden, um die Totraumventilation möglichst gering zu halten. Eine Spontanatmung über den Tubus ist kontraindiziert, da es rasch zur Vergrößerung des Totraumes sowie zur Erhöhung des Atemwiderstandes kommt. Die **Beatmungsfrequenz** beträgt **40/min**, bei gleichzeitig notwendiger Herzdruck-

Tubusgröße

Gewicht Kind	Charrière	Innendurchmesser (mm)
< 1000 g	10	2,0
1000 - 1500 g	12	2,5
> 1500 g	14	3,0
Neugeborenes	14 - 16	3,0 - 3,5

Tab. 2: Tubusgröße

massage ist eine eine **Kompression von 120/min** notwendig; wegen der hohen Beatmungs- und Kompressionsfrequenzen muß im Gegensatz zum Erwachsenen in einem **Verhältnis von 1 : 3** (Beatmung zur Kompression) reanimiert werden.

Verbrennungen

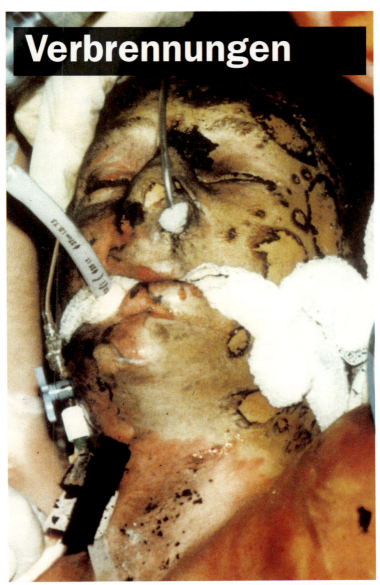

Verbrennungen am Kopf und im Halsbereich (Einsatzfoto)

Glücklicherweise nur selten werden eingeklemmte Polytraumatisierte durch Verbrennungen zusätzlich geschädigt. Diese Verbrennungen nehmen jedoch auf den Gesamtverlauf des Betroffenen einen erheblichen Einfluß.

Das brennende Opfer muß schnellstens mit einem ABC-Pulverlöscher abgesprüht werden; notfalls lassen sich auch mit Decken o.ä. die Flammen ersticken. Wenn bereits vorhanden, eignet sich am besten Wasser, meistens in Form von Löschwasser aus den Tanklöschfahrzeugen der Feuerwehr, wobei der kühlende Effekt und die damit verbundene Schmerzlinderung von zusätzlichem Vorteil ist. Die Wasserkühlung hat noch etwa eine Stunde nach der thermischen Schädigung einen Sinn und verhindert das sogenannte »**Nachbrennen**« bzw. vermindert die posttraumatische Ödembildung.

Für den Transport im Rettungswagen wird idealerweise eine Elektrolytlösung verwendet. Zur Verstärkung des »Naßeffektes« und wegen der besseren Praktikabilität können sterile Tücher aufgelegt und mit einer Infusionslösung (Kochsalz- bzw. Ringer-Lösung) ständig feucht gehalten werden.

Ausgedehnte Verbrennungen bewirken massive Flüssigkeitsverschiebungen, so daß eine aggressive Volumensubstitution notwendig ist. Bei einem reinen Verbrennungstrauma werden die Flüssigkeitsverluste allein mit **Ringer-Lösungen (Faustregel: 1000 ml im »Strahl« plus 1000 ml/h)** ausgeglichen. Kolloidale Infusionen finden keine Verwendung, da durch die thermische Kapillarschädigung diese ins Interstitium abströmen und durch ihre onkotische Wirkung die Ödembildung verstärken. Beim Polytrauma mit starkem Blutverlust (Zusatzverletzungen) reicht die alleinige Substitution mit Elektrolytlösungen meist nicht aus. Bei schweren Schockzuständen mit kaum stabilisierbarem Kreislauf muß man dann auf kolloidale Lösungen zurückgreifen.

Die Entfernung der Kleidung (Wärmekonservierung!) ist gerade bei Verbrennungen wichtig. Eingebrannte Kleidungsstücke werden aber ausgeschnitten und am Körper belassen. Die verbrannten Areale werden z.B. mit einer Metalinefolie bedeckt, die ein Verkleben mit der Wunde verhindern.

Wegen der ausgeprägten Schmerzsensationen sind besonders beim Verbrennungstrauma hochpotente Analgetika vom Morphintyp (z.B. Fentanyl®) oder Ketamin (Ketanest®) erforderlich.

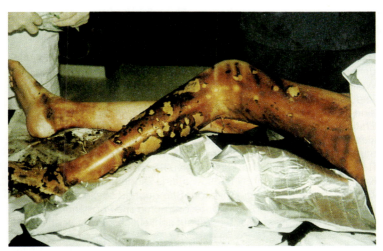

Abb. 1: Drittgradige Verbrennung

Die Ausdehnung der Verbrennung wird mit der **Neunerregel** abgeschätzt (Ober-, Unterschenkel, Ober-, Unterarm, Kopf je 9%, Oberkörper vorne und hinten je 18%). Eine grobe Orientierung ergibt sich durch die Handfläche des Patienten, die ungefähr einem Prozent der Körperoberfläche entspricht.

Die Tiefe der Schädigung wird nach vier Verbrennungsgraden bestimmt. Bei einer Verbrennung I. Grades findet sich ein Ödem und Erythem; bei Grad II zusätzlich Blasenbildung. Bei drittgradigen Verbrennungen (Abb. 1) sind alle Hautschichten betroffen. Typisch ist hier eine bräunliche Verfärbung der Haut und im Gegensatz zu Grad I und II eine aufgehobene Schmerzempfindung **(Nadelstichtest).** Beim Grad IV imponieren Verkohlungen mit Zerstörung der tiefen Strukturen (Muskel, Sehnen etc.).

Besonders gefährlich ist ein **Inhalationstrauma**, an das stets zu denken ist, wenn Brände mit großer Rauchentwicklung (z.B. Brand im Fahrgastinnenraum) und Verbrennungen am Kopf und im Halsbereich (siehe Titel, S. 165) sowie im Gesicht vorliegen, speziell wenn Schleimhautverbrennungen im Mund-, Nasen- und Rachenraum zu finden sind. Falls der Patient noch nicht bewußtlos ist, sollte man unspezifische Symptome wie Husten oder Schwindel nicht bagatellisieren. Zunehmende Atemnot, Stridor oder das Abhusten von Rauchpartikeln bzw.

Ruß im Sputum sind bereits Zeichen einer schweren Schädigung des Bronchialsystems und bedeuten eine vitale Bedrohung.

Bei einer Vielzahl von Bränden liegt meist eine Kombination verschiedener giftiger Gase vor. Bei Verbrennungen von Polyacrylnitrilen (z.B. Wolldecken oder Kleidung) und von Polyurethan-Schaumstoffen (z.B. Teppiche, Autositze) entsteht Zyanidgas. Dieses Zyanid führt durch eine Enzymblockade in der Atmungskette zur sogenannten »inneren Erstickung«, wobei der Sauerstofftransport jedoch intakt bleibt. Die klassischen Symptome sind natürlich beim Polytraumatisierten mit multiplen Zusatzverletzungen nur mehr bedingt erkennbar. Durch die Reizung der Schleimhäute klagen bewußtseinsklare Patienten über ein Kratzgefühl in Hals und Nase sowie eine Bindehautentzündung und Zungenbrennen. Druckgefühl in der Stirngegend sowie Atemnot sind wenig spezifische Symptome. Unter Krämpfen und Pupillenerweiterung kommt es beim progredienten Verlauf schließlich zum Atemstillstand.

Wichtig in diesem Zusammenhang ist, daß Krampfanfälle in diesen speziellen Fällen gelegentlich auch Zeichen der Blausäurevergiftung sein können und nicht Folge eines Schädelhirntraumas. Der typische, unverwechselbare Geruch von **Bittermandeln** in der Atemluft ist natürlich an der Unfallstelle mit ihren verschiedenen Gerüchen (Autoabgase, brennendes Plastikmaterial etc.) nur sehr schwer wahrnehmbar. Hilfreich sind die Gasspürgeräte der Feuerwehr, die eine entsprechende Blausäurekonzentration gezielt nachweisen können.

Aufmerksam sollte man auf alle Fälle werden, wenn Gefahrenguttransporter in Brand geraten; bei unklaren Symptomen muß zumindest die Möglichkeit einer Reizgasinhalation erwogen werden. Gasspürgeräte sind hier besonders wichtig.

Therapie:
Die großzügige Verabreichung von Sauerstoff ist natürlich obligat, wobei die Indikation zur Intubation bei einer Kombination von Polytrauma und Inhalationstrauma noch großzügiger gestellt werden muß. Bei der fast immer vorliegenden Kohlenmonoxydvergiftung ist die Intubation und Beatmung mit 100% Sauerstoff und PEEP die Therapie der Wahl.
Bei bewußtseinsklaren Patienten und noch fehlenden Krankheitsanzeichen werden nach Reizgasinhalation sofort fünf Hübe eines Dexamethasonsprays **(Auxiloson-Aerosol®)** (Abb. 2) verabreicht, weitere fünf Hübe werden 10 min später appliziert.

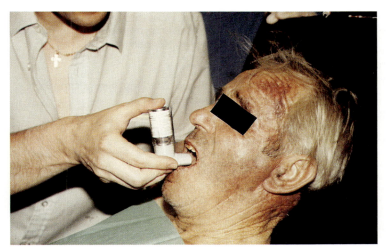

Abb. 2: Verabreichung eines Dexamethasonsprays

Bei bereits vorhandenen Lungenreizsymptomen (Husten, Hei-
serkeit etc.) werden fünf Hübe alle 10 min bis zum Abklingen der
Beschwerden verabreicht.
Bei Inhalation von heißen Dämpfen oder Flüssigkeit mit starker
Schwellung der Mund- und Rachenschleimhaut und drohender
Erstickung kann die Gabe eines Epinephrin-Sprays **(Adrenalin
Medihaler®)** eine rasche Abschwellung bewirken.

Bei nachgewiesener oder auch nur geringstem Verdacht auf eine
Blausäurevergiftung ist eine **Oberflächendekontamination** erforderlich. Im Rahmen der Erstversorgung bei Verbrennungen ist sowieso die
Kleiderentfernung notwendig, ebenso die Kühlung der verbrannten
Hautareale mit Wasser. Damit kann gleichzeitig die Haut von Zyanid-
auflagerungen gereinigt werden. Gerade bei Zyanidvergiftung muß
nochmals betont werden, daß stets, auch wenn keine Blausäureintoxi-
kation vorliegt, **Handschuhe** vom Rettungspersonal getragen werden
müssen.

Beim Nachweis von Reizgasintoxikationen (Zyanid, Phosgengase etc.)
sind **spezifische Antidote** erforderlich:

Kortison
Hochdosierte intravenöse Gabe bei allen symptomatischen Reizgas-
inhalationen (z.B. **Urbason 30 mg/kg Körpergewicht**).

4-DMAP (Dimethylaminophenol)
Dosis: **3-4 mg/kg Körpergewicht bei Blausäurevergiftungen**
(Antidot auch bei Schwefelwasserintoxikation).

Natriumthiosulfat
Bei Zyanidinhalation muß zusätzlich Natriumthiosulfat in einer Dosierung von **50 - 100 mg/kg Körpergewicht** i.v. sofort nach der Dimethyl-
aminophenolinjektion erfolgen.

Reanimation beim Polytrauma

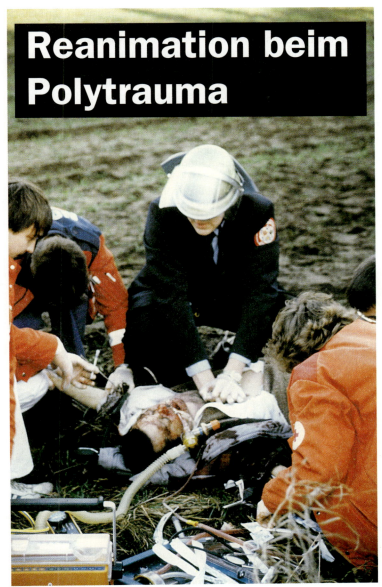

Reanimation eines Polytraumatisierten (Einsatzfoto)

Wiederbelebungsmaßnahmen sind beim Polytrauma nur in den seltensten Fällen erfolgversprechend, da in der Regel der Herz-Kreislauf-Stillstand durch **Ausbluten** (z.B. bei offener Aortenruptur) bedingt ist, so daß selbst die massivste Volumenzufuhr zur Kreislaufstabilisierung und damit zur Vermeidung des irreversiblen Hirnschadens zu spät kommt. In Einzelfällen ist jedoch nicht die Hypovolämie, sondern sind thorakale Verletzungen Auslöser des Stillstandes, so daß bei rechtzeitiger und aggressiver Behandlung noch gewisse Erfolgsaussichten bestehen. Als Ursache des Herzstillstandes kommt bei diesen Fällen ein **Spannungspneumothorax**, eine **Herzbeuteltamponade** oder eine **Myokardkontusion** mit dadurch bedingten schweren ventrikulären Rhythmusstörungen (Kammerflattern bzw. -flimmern) in Frage.

Da präklinisch natürlich diagnostische Verfahren fehlen, muß schnellstens eine »Ausschlußdiagnostik« betrieben werden. Neben der Beatmung mit 100% Sauerstoff und Herzdruckmassage (Abb. 1) sowie der **massiven Volumenzufuhr** über mehrere Zugänge müssen **simultan** gegebenenfalls beide Brustkorbhöhlen drainiert, eventuell das Perikard punktiert oder sogar eine Perikardiotomie durchgeführt werden. Erst nach Durchführen dieser Maßnahmen ist die Defibrillation und die medikamentöse Reanimation indiziert (vgl. Kap. 8).

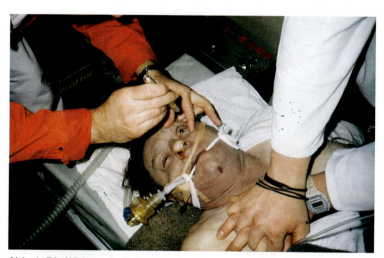

Abb. 1: Die Wirksamkeit der Herzdruckmassage wird durch eine Prüfung der Pupillenreaktion kontrolliert

Kammerflimmern oder -flattern wird zunächst durch **drei nacheinander gesetzte Elektroschockdosen** (200 - 300 - 360 Joule) bekämpft. Bei erfolgloser Defibrillation bzw. bei primärer Asystolie ist **Adrenalin (Suprarenin®)** angezeigt, in Einzeldosen von **0,5 - 1,0 mg i. v.** (1 Amp. = 1 mg verdünnt auf 9 ml Kochsalzlösung). Alternativ kann Suprarenin auch endobronchial in der dreifachen intravenösen Dosierung appliziert werden (bei Kindern sogar bis zur 10fachen Dosis). Unter Adrenalin kann »feines« Kammerflimmern in »grobes« und damit in leichter konvertierbares Flimmern überführt werden.

Besonders beim Polytraumatisierten mit schwerster Schocksymptomatik muß, speziell bei mehrminütiger erfolgloser Reanimation, an eine schwere Azidose gedacht werden, die auch Adrenalingaben unwirksam macht. Zur Korrektur werden **1 ml (= 1 mval) der 8,4%igen NaHCO$_3$-Lösung pro kg Körpergewicht** verabreicht. Im Bedarfsfalle kann diese Menge in 10minütigen Abständen wiederholt werden.

Zeigt Kammerflimmern keine Wirkung auf Defibrillationsversuche und Adrenalin, so wird **Lidocain (Xylocain®)** in einer Dosierung von **1 bis 1,5 mg pro kg Körpergewicht** (5 ml 2%ige Lösung = 100 mg) injiziert. Alternativ kann Ajmalin (Gilurytmal®) verwendet werden **(Dosis: 0,5 bis 1,0 mg/kg KG).**

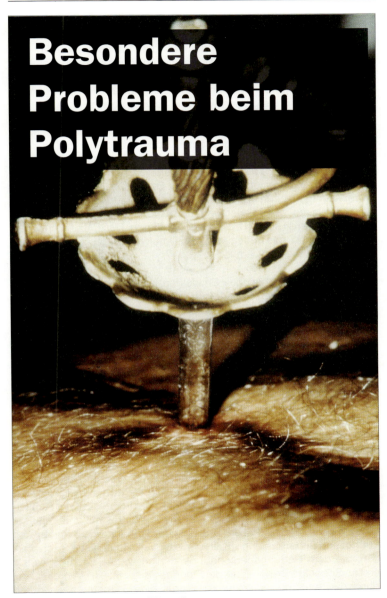

Besondere Probleme beim Polytrauma

Stichverletzung in Thorax (Florett)

Manchmal scheitert die adäquate Versorgung des Schwerstverletzten, weil einfache Basismaßnahmen keine Beachtung finden. Einer der Kardinalfehler ist das Nichtentkleiden des Patienten. Häufig sind »unklare« Schockzustände trotz Massivinfusionen nicht zu stabilisieren. Die genaue Inspektion, die exakt nur beim völlig entkleideten Verletzten durchgeführt werden kann, deckt dann oft Verletzungen auf, die einfach und ohne großen Aufwand zu versorgen sind.

Beispiel: Ein verunglückter Motorradfahrer entwickelte trotz massiver Volumenzufuhr einen ausgeprägten »unerklärlichen« Schock mit Blutdruckwerten um 70 mmHg systolisch. Das routinemäßige Entkleiden in der Poliklinik zeigte als Hauptursache eine Unterschenkeltrümmerfraktur mit schwerer diffuser Blutung. Durch die Lederkombination drang kein Blut »nach außen«, so daß eine blutdurchtränkte Kleidung als Hinweis für eine Verletzung **nicht** vorlag. In dem betroffenen Hosenbein waren über 2l freies Blut vorhanden. Das Entkleiden an der Unfallstelle und das Anlegen eines Druckverbandes hätten diesen unnötigen Blutverlust vermieden.

Auch das nur »halbherzige« Entkleiden ist nicht sinnvoll, etwa das Belassen der Unterhose aus falsch verstandenem Schamgefühl. Blutungen aus der Harnröhre (vgl. Kap. 9, Abb. 9) oder Verletzungen des Rektums (vgl. Kap. 9, Abb. 11) werden so leicht übersehen.

Exakte Untersuchung bedeutet auch, daß nach versteckten Läsionen gefahndet werden muß, etwa am Kopf, wo die Haare zum Beispiel Knochensplitter oder einen Hirnaustritt aus dem Ohr (vgl. auch Kap. 6, Abb. 2) verdecken können. Auch sollte man sich nicht von offensichtlich harmlosen Wunden täuschen lassen, vor allem wenn eine unerklärbare Symptomatik vorliegt und es dem Patienten ohne definitive Anhaltspunkte »schlecht geht«.

Beispiel: Ein Bauarbeiter war vom Gerüst gestürzt und hatte sich an aus Betonblöcken ragenden Eisenstangen in der rechten Achselhöhle verletzt. Der Patient war zunächst unauffällig, klagte nur über Schmerzen in seinem gebrochenen Sprunggelenk. Die Inspektion der Achselhöhle zeigte eine ca. 10-Pf-Stück große Wunde mit nur mäßiger Blutung (Abb. 1). Der Patient entwickelte dann innerhalb kurzer Zeit Luftnot und Schockzeichen (Kaltschweißigkeit, Hautblässe, Tachykardie), die dem Rettungspersonal unerklärlich waren. Letztlich wurde erst im Schockraum der Klinik die Diagnose gestellt: ein Hämatothorax durch die Zerreißung einer Interkostalartie. Eine Eisenstange war durch die Achselhöhle in den Brustkorb eingedrungen.

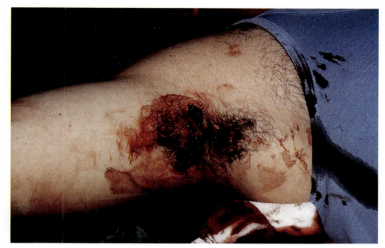

Abb. 1: Perforierte Achselverletzung (Einsatzfoto)

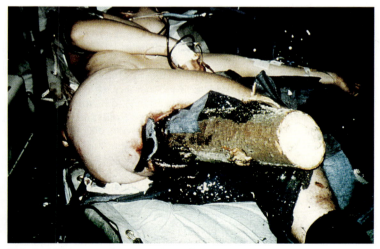

Abb. 2: Pfählungsverletzung mit großem Fremdkörper (Einsatzfoto)

Zum Glück selten sind Pfählungsverletzungen mit großen Fremdkörpern, die einen hohen medizinischen und technischen Aufwand an der Unfallstelle erfordern (Abb. 2, 3). Der Fremdkörper muß oft abgeschnitten und gekürzt werden, um einen Transport im RTW zu ermöglichen.

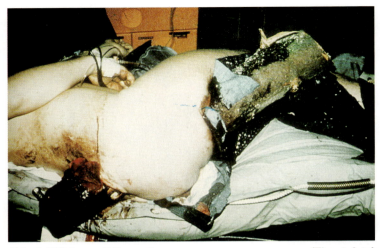

Abb. 3: Pfählung mit Baumstamm   **(Einsatzfoto)**

Oberstes Ziel ist dabei, möglichst wenig Erschütterungen auszulösen, um den Fremdkörper nicht weiter ins Gewebe vorzutreiben. Unbedingte Voraussetzung für diesen technischen Einsatz ist die Intubation und Narkose des Patienten. Muß z.B. ein Baumstamm durchgesägt werden, sollten mehrere Helfer den Stamm fest fixieren, um Erschütterungen möglichst gering zu halten. Zu beachten ist dabei, daß der Fremdkörper unter leichtem Zug nach »außen«, d.h. vom Körper weg gezogen wird, da sonst dieser weiter »in den Patienten« penetrieren kann. Natürlich darf nicht so stark gezogen werden, daß der Fremdkörper extrahiert wird; eine unstillbare Blutung wäre die Folge.

Der Verletzte muß dabei unbedingt mit einer Decke vor Splittern und Holzspänen geschützt werden; das Rettungspersonal und die Feuerwehr müssen Helme und Schutzvisiere tragen.

Bei Metallkörpern (z.B. Eisenstangen) kann die Rettungsschere verwendet werden; bei dickwandigen Metallteilen ist unter Umständen sogar ein Trennschleifer oder ein Schweißbrenner notwendig. In diesem Fall ist natürlich auf einen ausreichenden Verbrennungsschutz (z.B. Löschdecke) zu achten. Zur Verminderung der Zündgefahr wird dabei die Funkengarbe und die Auftreffstelle der Funken mit kurzen Stößen aus einem Kohlendioxidlöscher besprüht (vgl. Kap. 1) (CO_2-Löscher nicht am Patienten anwenden!).

Zum Transport ist der Fremdkörper mit Decken und ähnlichem Material abzuschützen, damit nicht durch das Eigengewicht, z.B. bei einem Baumstamm, und durch Erschütterungen weitere Schäden gesetzt werden.

Literatur

1. Ahnefeld FW u.a. (1985) Die Verbrennungskrankheit. Springer, Berlin Heidelberg New York (= Klin. Anästhesiologie und Intensivtherapie, Bd. 25)

2. Ahnefeld FW, Dölp R, Kilian J (1989) Anästhesie. W. Kohlhammer, Stuttgart

3. Artuson G, Thoren L (1983) Fluid Therapy in Shock. World J. Surg. 7:573-580

4. Bakay L (1983) Brain Injuries in Polytrauma. World J. Surg. 7:42-48

5. Bandhauer K, Hasler H (1989) Die Verletzung der Urogenitalorgane. Chirurg 60:649-656

6. Bastigkeit, M (1992) Medikamente in der Notfallmedizin. Stumpf & Kossendey, Edewecht

7. Benz J, Glatthaar E (1981) Checkliste Geburtshilfe. G. Thieme, Stuttgart

8. Besson A, Saegesser F (1982) A Colour Atlas of Chest Trauma and Associated Injuries, Vol. I + II. Wolfe Medical Publications Ltd., London

9. Bettex JD, Schneider H (1989) Polytrauma in der Schwangerschaft. Gynäkolog. Rundsch. 29:129-147

10. Bittner R, Roscher R (1990) Magen-, Duodenal- und Pankreasverletzungen. Diagnostik, operatives Vorgehen. Langenbecks Arch. Chir. Suppl. II:617-623

11. Border JR et al. (1990) Blunt Multiple Trauma. Marcel Dekker Inc., New York

12. Bracken MB (1991) A Randomised Controlled Trial of Methylprednisolone or Naloxone in the Treatment of acute Spinal-Cord Injury. New Engl. J. Med. 322:1405-1411

13. Bracken MB (1992) Methylprednisolone or naloxone treatment after acute spinal cord injury. J. Neurosurg. 76:23

14. Braun J, Preuss R (1992) Klinikleitfaden Intensivmedizin. Jungjohann, Stuttgart

15. Callaham ML (1992) Current Practice of Emergency Medicine. B. C. Decker, Philadelphia

16. Camins MB, O'Leary PF (1988) Disorders of the Cervical Spine. Williams & Wilkings, Baltimore

17. Crosby WM (1983) Traumatic Injuries During Pregnancy. Clin. Obstet. Gynec. 51.26:902-912

18. Delank H W (1978) Neurologie. F. Enke, Stuttgart

19. Demetriades D (1984) Cardiac penetrating injuries: personal experience of 45 cases. Br. J. Surg. 71:95-97

20. Denecke H, Demmel N (1986) Früh- und Spätversorgung anorektaler Verletzungen. Chirurg 57:309-315

21. Desforges JF (1991) Initial Treatment of Patients with Extensive Trauma. New Engl. J. Med. 324:1259-1263

22. Dick W (1983) Die Narkose bei Notfallpatienten. Therapiewoche 33:6410-6424

23. Dorsch A (1991) Pädiatrische Notfallsituationen. MMV, München

24. Ducker TB (1990) Treatment of spinal cord injury. New Engl. J. Med. 322:1459-1461

25. Emmrich P, Sitzmann FC, Truckenbrodt (1989) Kinderärztliche Notfälle. Thieme, Stuttgart

26. Empfehlungen der Deutschen Gesellschaft für Neurochirurgie und der Deutschen Gesellschaft für Anästhesiologie und Intensivmedizin sowie der DIVI zur Primärversorgung von Patienten mit Schädel-Hirn-Trauma (1997). Notarzt 13:45-48

27. Feldmann H (1974) HNO-Notfälle. Springer, Berlin Heidelberg New York

28. Fiser DH (1990) Intraosseous infusion. New Engl. J. Med. 322:1579

29. Geller, ER (1993) Shock and Resuscitaton. Mc Graw Hill, New York

30. Glinz W (1979) Thoraxverletzungen. Springer, Berlin, Heidelberg, New York

31. Grote W (1986) Neurochirurgie. G. Thieme, Stuttgart

32. Grumme Th, Kazner E (1986) Penetrierende Schädel-Hirn-Verletzungen. Chirurg 57:674-678

33. Gurdjian ES (1978) Acute Head Injuries. Surg. Gyn. Obstet. 146:805-820

34. Hamilton GC et al. (1991) Emergency Medicine. An Approach to Clinical Problem-Solving. W. B. Saunders, Philadelphia

35. Hartwig E u.a. (1993) Versorgung des Schädel-Hirn-Verletzten am Unfallort und bei Klinikaufnahme. Unfallchirurg 96:564-568

36. Herr RD, Cydulka RK (1994) Emergency Care of the Compromised Patient. J.B. Lippincott Company, Philadelphia

37. Heppenstall B (1980) Fracture Treatment and Healing. V. B. Saunders, Philadelphia

38. Hoffmann A, Rupprecht H, Schweiger H (1993) Verletzungen der Halsschlagadern. Rettungsdienst 16:424-427

39. Huland H (1990) Nieren- und Blasenverletzungen. Diagnostik und Therapie. Langenbecks Arch. Chir. Suppl. II:631-633

40. Jaffe D, Wesson D (1991) Emergency management of blunt trauma in children. New Engl., J. Med. 324:1277-1282

41. Jaksche H, Maier F (1993) Das Polytrauma aus neurochirurgischer Sicht. In: Hefte zu der Unfallchirurgie 230. Springer, Berlin Heidelberg New York, S. 560-564

42. Jenkins JL, Loscalzo J (1990) Manual of Emergency Medicine. Little, Brown and Company, Boston Toronto London

43. Jones PF (1987) Emergency Abdominal Surgery. Blackwell Scientific Publ., Oxford

44. Jurkovich GJ et al. (1987) Hypothermia in Trauma victims: An ominous Predictor of Survival. J. Trauma 27:1019-1022

45. Klippel AP, Anderson CB (1979) Manual of Emergency and Outpatient Techniques. Little, Brown and Company, Boston/USA

46. Konrad FW, Messmer MD (1983) Traumatic Shock in Polytrauma: Circulatory Parameters, Biochemistry and Resuscitation. World J. Surg. 7:26-30

47. Kontokollias J, Regensburger D, Rupprecht H (1997) Arzt im Rettungs-dienst. Notfallmedizin prähospital und in der ersten klinischen Phase. Stumpf & Kossendey, Edewecht, Wien 1997

48. Lampfl L u.a. (1988) Der gesichtsschädelverletzte Patient im Rettungs-dienst. Der Notarzt 4:14-17

49. Lee R et al. (1986) Cardiopulmonary Resusciation of Pregnant Women. Am. J. Med. 81

50. Lenz G, Kottler B, Schorer R (1985) MEMO Anästhesie. F. Enke, Stuttgart

51. Lohmann H, Moecke HP (1986) Versorgung Schwerbrandverletzter am Unfallort: auf das Notwendigste beschränken! Notfallmedizin 12:780-792

52. Maier-Hauff K, Gatzounis G, Börschel M (1993) Das kindliche Schädel-Hirn-Trauma. Unfallchirurg 96:604-608

53. Mason JK (1993) The Pathology of Trauma. Hodder and Stoughton, London

54. Mittelbach HR, Nusselt St (1979) Die verletzte Hand. Springer, Berlin Heidelberg New York

55. Nagel R, Leistenschneider W (1978) Urologische Verletzungen beim Polytraumatisierten. Chirurg 49:731-736

56. Neufeind P, Diemer HP (1990) Trauma und Schwangerschaft. Gynäkologie 23:79-80

57. Piepenbrock S, Schäffer J, Zenz M (1989) Analgesie bei Unfallverletzten. Dt. Ärztebl. - Ärztl. Mitteilungen 86:1-3

58. Poeck K (1978) Neurologie. Springer, Berlin Heidelberg New York

59. Polk HC, Flint LM (1983) Intra-abdominal Injuries in Polytrauma. World J. Surg. 7:56-67

60. Reis ND, Dolev D (1989) Manual of Disaster Medicine. Springer, Berlin Heidelberg New York

61. Rockwood CA, Green DP, Bucholz RW (1991) Fractures in Adults. 3th ed. J. B. Lippincott, Philadelphia

62. Roon AJ, Christensen N (1979) Evaluation and treatment fo penetrating neck injuries. J. Trauma 19:391

63. Rosen P et al. (1992) Emergency Medicine Concepts and Clinical Pratice, Vol. I - III, 3th ed. Mosby Year Book Inc., St. Louis

64. Roth CS, Weaxer DT (1987) Emergency Medical Therapy. 4th ed. B. C. Decker, Philadelphia

65. Rothenberger D, Quattlebaum RW, Perry JF (1988) Blunt maternal trauma. J. Trauma 18:173-179

66. Rupprecht H (1991) Notfallmeldung - Sturzgeburt! 29. Schwangerschaftswoche. Rettungsdienst 7:453-454

67. Rupprecht H (1991) Diagnostische Fallgruben bei der Erstversorgung von Verletzten. Rettungsdienst 6:373-374

68. Rupprecht H, Groitl H, Willital GH (1983) Fehler und Gefahren bei der Beurteilung des stumpfen Bauchtraumas im Kindesalter. In: Kinderchirurgie. Hippokrates, Stuttgart, S 77-79

69. Rupprecht H, Hopp G (1989) Technische Tips bei der Rettung eingeklemmter Personen. Rettungsdienst 12:434-435

70. Rupprecht H, Schück R (1989) Wie aussagekräftig sind Symptome und klinische Parameter beim stumpfen Bauchtrauma im Kindesalter? Rettungsdienst 12:105

71. Rupprecht H, Günther K, Rümenapf G (1993) Die Pericardiotomie: Eine Ultima ratio-Maßnahme bei Herzbeuteltamponade in der Notfallmedizin. Rettungsdienst 16:860-861

72. Rupprecht H u.a. (1993) Gefäßverletzungen im Rahmen des Polytraumas. In: Kozuschek W, Reith HB (Hrsg.) Das Polytrauma. Diagnostik - Therapie. S. Karger, Freiburg S 248-263

73. Rupprecht H, Scheidbach H, Spitzenpfeil E (1993) Polytrauma und Unterkühlung. In: ADAC Luftrettung GmbH (Hrsg) Luftrettung zwischen Konsolidierung und Neubeginn. Kongreßband. KB prints production GmbH, München, S 149-151

74. Rupprecht H u.a. (1993) Thorako-abdominelle Verletzungen: Zwerchfellruptur. Rettungsdienst 16:862-864

75. Rupprecht H, Rümenapf G, Flesch R (1994) Acute bleeding caused by rupture oft the thyreoid gland following blunt neck trauma J. Trauma. 36:408-409

76. Ruprecht KW (1983) Notfall-Situationen in der Ophthalmologie. Erstmaßnahmen in Praxis und Klinik. Fortschr. Med. 101:1378-1389

77. Sabiston DC, Spencer FC (1983) Gibbon's-Surgery of the Chest. 4th ed., W. B. Saunders, Philadelphia

78. Schmitz JE u.a. (1982) Verringert frühzeitige Intubation am Unfallort posttraumatische respiratorische Komplikationen? Notfallmedizin 8:892-900

79. Scherzer E (1993) Die neurologische Diagnostik beim bewußtlosen Unfallpatienten. In: Hefte zu der Unfallchirurgie 230, Springer, Berlin Heidelberg New York, S 433-457

80. Schück R, Hümmer HP, Rupprecht H (1987) Das schwere Thorax- und Abdominaltrauma im Kindesalter. Springer, Berlin Heidelberg New York. Hefte zur Unfallheilkunde. 189:385-386

81. Simon R, Scherzer E, Funk G (1992) Zerebrale Auswirkungen von Thoraxverletzungen. In: Hefte zur Unfallheilkunde 223. Springer, Berlin Heidelberg New York, S 317-322

82. Simpson DA., Cockington RA, Hanick A (1991) Head injuries in infants and young children. The value of the Pediatric Coma Scale. Child Nerv. Syst. 7:183-186

83. Sittl R, Grießinger N, Risack D (1994) Schmerztherapie im Rettungsdienst. Notfallmedizin 20:412-418

84. Stopfkuchen H (1990) Notfälle im Kindesalter. Wissenschaftl. Verlagsgesellschaft mbH, Stuttgart

85. Trentz O, Buhren V, Friedl HP (1989) Beckenverletzungen. Chirurg 60:639-648

86. Trunkey DD (1991) Initial treatment fo patients with extensive trauma. N. Engl. J. Med. 324:1259-1263

87. Tscherne H u.a. (1987) Schweregrad und Prioritäten bei Mehrfachverletzungen. Chirurg 58:631-640

88. Werba A u.a. (1993) Intensivmedizinische zerebro-protektive Maßnahmen beim Schädel-Hirn-Trauma. In: Hefte zu der Unfallchirurgie 230. Springer, Berlin Heidelberg New York, S 529-533

89. Wisner DH, Blaisdell FW (1992) Visceral Injuries. Arch. Surg. 127:687-693

90. Wüllenweber R (1984) Die Toleranz von Schädel-Hirn-Verletzten gegenüber den Faktoren Zeit und Transport. Langenbecks Arch. Chir. 346:79-83

Register

A

Abbocath 37, 38, 41
ABC-Pulverlöscher 11, 21, 166
ABC-Schema 24, 32
Absaugung 28, 33, 36, 38, 58, 71, 155, 156
–, nasale 34
–, orale 34, 155
Adrenalin (Suprarenin®) 43, 144, 148, 149, 161, 162, 173, 194
– Medihaler® 169
Ajmalin (Gilurytmal®) 94, 148, 195
Akzelerationstrauma 78
Alkohol 47, 49
Altersabschätzung 143
Amputation 29, 130, 133 - 136
Amputatsversorgung 133, 134, 136
Analgetika 30, 32, 70, 106, 144, 145, 166
Antiarrhythmika 50
Aorta abdominalis 109
– ascendens 94
APGAR-Schema 158
Applikation *Siehe* Zugang
Arrhythmien 46
Arteria carotis 77
– iliaca 109, 123
– maxillaris 62
– meningea media 58
– poplitea 127, 129
– subclavia 92, 93
– temporalis 66, 67
Asphyxie 100, 158
Aspiration 29, 35, 48, 54, 55, 69, 85, 89, 90, 91, 147, 152, 163
Asystolie 149, 173
Atemdepression 30, 49
Ateminsuffizienz 16, 25, 28, 54, 117, 159
Atemmechanik 16, 25
Atemminutenvolumen 147
Atemnot 16, 79, 87, 94, 167, 168, 176
Atemstillstand 25, 28, 71, 83, 159, 168
Atemwege, Freihalten der 33 - 38, 54, 83, 145
Atemwegsverlegung 34, 62, 140, 163
Atemzugvolumen (AZV) 147

Atmung, Überprüfung der 24, 140, 159
Atropin 43, 146, 148, 149, 162
Auffahrunfall 12, 17
Augenperforation 66, 68
Augenverletzung 66 - 69
Auskultation, Lungen 38, 86, 87
–, Oberbauch 38
Auxiloson-Aerosol® 168
Azidose 161, 173

B

Barbiturate 72
Bauchtrauma 103 - 113, 138
Beatmung 26, 30, 32, 37, 38, 70, 77, 80, 88, 100, 101, 119, 145, 147, 153, 159, 160, 162, 168
Beatmungsdruck 162, 163
Beatmungsfrequenz 38
–, Kinder 145
–, Neugeborene 163, 164
Beckenfraktur 110, 111, 121 - 124, 152, 153
–, offene 122
Beckentrümmerfraktur 123, 124
Bergungstod 31
Bewußtlosigkeit 54, 58, 59, 104, 116, 138
Bewußtseinslage, Überprüfen der 24
Bewußtseinstrübung 54, 75, 104, 116, 138
Blasensprung, vorzeitiger 153
Blässe 24, 89
»Blow-out-Fraktur« *Siehe* Orbitaboden-fraktur
Blutdruck 26, 30, 55, 69, 72, 138 - 141, 158
Blutdruckabfall 30, 49, 71, 72, 90, 94, 118, 140, 154
Blutdruckanstieg 30, 71, 148
Blutstillung 29
Blutung 24, 26, 29, 30, 32, 34, 46, 54, 56, 59 - 61, 63, 66, 73, 79, 80, 89, 90, 93, 94, 96, 99, 101, 103, 104, 106, 107, 113, 123, 126, 127, 136, 138, 152, 176, 178
–, arterielle 25, 29, 66, 123
–, vaginale 152
–, venöse 123, 152

Blutzuckerspiegel 49
Bradykardie 148, 160
Brandbekämpfung 9 - 12
Brandgefahr 18, 21, 119
Brandschutzmaßnahmen 12, 178
Brecheisen 12
Bronchialruptur 84, 90, 91, 99

C

Chylusfistel 98, 99
CO_2-Löscher 11, 21, 178

D

Defibrillation 51, 149, 154, 172, 173, 195
Dextran 30, 157
Dezelerationstrauma 152, 153
Diabetes mellitus 46
Diazepam (Valium®) 196
Dobutamin 95, 197
Dopamin 43, 95, 199
Dormicum® 70, 71, 145, 146, 205
Drei-Stufen-Plan der Notfallbehandlung
    25, 32
Drogen 47
Druckentlastung 28, 84, 101, 124
Druckverband 29, 32, 66, 77, 126, 127,
    136, 176
Duodenalruptur 107, 108
Dysphagie 94
Dyspnoe 83, 86, 89

E

Einklemmungssymptomatik 10, 13, 16 -
    18, 20, 21, 30, 31, 40, 72, 87, 100, 122,
    152, 166
Einsatzfahrzeuge 12, 17
EKG 31, 50, 94
Elektrolytlösung 166
Elektroschock 173
Emphysem 100
Erfrierungsschäden 11
Erstickung, drohende 36
–, innere 168
Erstickungstod 54
Erythem 167
Esmarch-Handgriff 62
Etomidat (Hypnomidate®) 71, 146, 201
Expafusin 69
Explosionsgefahr 11, 119
Extrasystolen 50, 162, 195, 204
Extremität, obere 26

F

Fahrzeug, Unfallarten 20, 21
Fahrzeugbatterie 12, 21, 69
Fahrzeugbrand 10 - 12, 75, 167
Fahrzeugscheiben, Entfernen der 11,
    13, 15
Fehlhaltung 116
Fehlstellung 116, 117
Fenoterol (Partusisten®) 153
Fenoterol-Spray (Berotec-Spray®) 153
Fentanyl® 30, 70, 71, 145, 146, 166, 202
Fibrinolyse 46
Fraktur 125 - 131, 140, 143
–, dislozierte 127
–, geschlossene 26, 126
–, offene 26, 123, 125, 126, 130
Fruchttod 153
Frühgeburt 154, 155, 157
Furosemid (Lasix®) 72

G

Geburt 151 - 164
–, vorzeitige 154
Gefahrenzeichen 12
Gefäßruptur 60, 75, 77, 79, 89, 90, 92 -
    94, 106, 109, 128 - 130, 172
Gesichtsschädelverletzung 34, 61 - 63,
    79
»Glas-Master« 13, 14
Glasgow-Coma-Scale 55
–, modifizierter 142, 143

H

HAES 30, 69, 143, 157
Halonlöscher 11
Halsmarkläsion 117
Halsverletzung 73 - 80
–, offene 77
Halswirbelsäule, Fraktur 36, 58, 74
–, Luxation 26, 74
–, Stabilisierung der 26 - 28, 32, 75
Hämatom 75, 80, 104, 111, 116, 123,
    138
–, arterielles 58
–, epidurales 56, 58, 59, 61, 72
–, intrakranielles 61
–, intrazerebrales 59, 60, 61
–, mediastinales 94
–, retroperitoneales 111
–, subdurales 56, 59, 61, 153
–, subgaleales 66

–, submuköses 79, 80
Hämatothorax 84, 90, 93, 96, 98
Hamman-Zeichen 90
Harnblasenruptur 111, 121, 123
Harnröhrenblutung 109, 176
Harnröhrenruptur 110, 111, 123
Hautemphysem 79, 80, 83, 84, 90, 99, 100
Hautfarbe 24
Hebekissen 19, 20
Herz-Kreislauf-Stillstand 25, 50, 85, 147, 149, 154, 172, 194
Herzbeuteltamponade 25, 38, 82, 84, 85, 87, 89 - 91, 94, 144, 147, 172
Herzdruckmassage *Siehe* Herzmassage
Herzinfarkt 94
Herzinsuffizienz 76, 95, 197, 199
Herzkontusion 85, 90, 91, 94, 172
Herzmassage 77, 81, 87, 147, 148, 154, 160, 164, 172
Herzrhythmusstörung *Siehe* Rhythmusstörung
Herzruptur 95
Herzstillstand *Siehe* Herz-Kreislauf-Stillstand
Hirnaustritt 56, 66, 176
Hirndruck 55
Hirndrucksenkung 70, 72, 147
Hirndrucksteigerung 30, 70 - 72, 145
Hirndurchblutung 30
Hirnödem 58, 70, 72, 82, 101, 144, 161
Hirnschäden, sekundäre 56, 58, 69, 162
Hirnverletzung 56
Hüftgelenksluxation 130
Hydraulikstempel 16, 17, 31
Hyperchlorämie 144
Hyperglykämie 69, 144
Hypernatriämie 144
Hyperventilation 70, 71, 145, 147
Hypoglykämie 47, 49, 157, 161, 162
Hypotension 139
Hypothermie 49, 50
Hypotonie 69
Hypoventilation 70, 92
Hypovolämie 84, 147, 153, 172
Hypoxie 50, 54, 56, 69, 82, 87 - 89, 141, 145, 147, 152, 153, 156, 159

I

Ileus 48
Infusionsgeschwindigkeit 30, 43, 124
Inhalationstrauma 11, 167, 168
Injektion, sublinguale 31

Insulinspritze 31, 160 - 162
Intervall, freies 58, 59
Intubation 26, 29, 32, 34 - 38, 48, 54, 55, 58, 70 - 72, 79, 80, 87, 88, 100, 101, 119, 141, 143, 145 - 147, 153, 159, 160, 162, 163, 168, 178, 208
–, nasale 28, 35
–, orale 28, 35
Ischämie 94, 128, 130, 134

J

Jochbeinfraktur 62

K

Kalottenfraktur 57
Kältezittern 47, 157
Kammerflattern 172, 173
Kammerflimmern 46, 48, 149, 172, 173
Kammerschiene, pneumatische 127
Kehlkopffraktur 79
Kehr-Zeichen 106
Kerntemperatur 46, 48, 51
Ketamin (Ketanest®) 30, 31, 71, 144, 166, 203
Kieferzertrümmerung 34
Kind, Polytrauma beim 46, 59, 92, 104
Säugling, – 137 - 149
Kinnfraktur 34
Klammergriff 75, 119
Klivuskantensyndrom 58
Kniegelenksluxation 127, 130
Kniegelenkszertrümmerung 128
Kohlendioxydlöscher *Siehe* CO_2-Löscher
Kohlenmonoxydvergiftung 168
Kolonläsion 111
Kompressentest 61
Koniotomie 36, 80
Kopfplatzwunden 66, 126
Körpergewicht, Kind 143
Körperstarre 50
Körpertemperatur 46
Kortison 101, 119, 170
Krampfanfall 56, 70, 76, 144, 168, 205
Kreislaufinsuffizienz 104
Kreislaufreaktion, Kind 138
Kreislaufsituation, Überprüfung der 24, 50, 153
Kreislaufstillstand *Siehe* Herz-Kreislauf-Stillstand
Kreislaufzusammenbruch 30, 31, 85, 139, 197

L

Lähmung 117, 118
Laktatspiegel 70
Läsion, neurotraumatologische 47
Leber, Läsion der 82, 96, 103, 105, 107, 152
–, Ruptur der 104
LeFort I - III-Fraktur 61, 62
Leopold-Handgriffe 152
Lidocain (Xylocain®) 72, 94, 148, 149, 162, 173, 204
Liquorrhoe 61
Löschdecke 21
Luftembolie 75 - 77
Lungenkontusion 89, 91, 141
Lungentrauma 54, 90, 93
Luxationsfraktur 126, 130, 131
Lysthenon® 71

M

Masing-Tubus 62, 63, 65
Maskenbeatmung 28, 35
Mediastinalemphysem 90
Mediastinalflattern 88
Mediastinitis 100
Methylprednisolon (Urbason®) 119
Milz, Läsion der 82, 96, 103 - 107, 152
Minitracheotomie-Set 36
Monokel- oder Brillenhämatom 61
Morphine 30, 49, 57, 92, 145, 146, 166, 206
Motorradunfall 75
Motorraumbrand 11, 12
Müller-Handgriff 88
Mundbodenzerreißung 36
Myokard- Siehe Herz-

N

Nabelschnur 156, 157
»Nachbrennen« 166
Nadelstichtest 167
Nasennebenhöhlentamponade 62, 63
Nervus abducens 58
Nervus facialis 58
– oculomotorius 57, 58
– opticus 57
– phrenicus 117
– trigeminus 58
Neunerregel 167
Nierenruptur 109

O

O₂- Siehe Sauerstoff-
Oberschenkel 26, 29, 136
Oberschenkelfraktur 126
Ödem 166, 167
Orbitabodenfraktur (»Blow-out-Fraktur«) 62
Ösophagusverletzung 80, 90, 100
Oxygenierung 159

P

Pancuronium (Pancuronium Organon®) 70, 207
Paraplegie 94
Pediatric-Trauma-Score 140, 141
Penisvene 43
Perikardiotomie 81, 85 - 87, 172
Peritoneallavage 106, 107
Perthes-Syndrom 100, 101
Pfählungsverletzung 177, 178
Plasmaexpander 42, 69, 143, 144, 157
Platzwunden 26
Plazentaläsion 152
Pleuracath 84
Pleuradrainage 26
Pneumothorax 101
–, offener 87, 88
Prolaps 112, 113
Pseudoanurie 109
Pulsfrequenz 31, 90, 138, 139, 153
–, Abnahme der 31, 90, 93
–, Zunahme der 31
Pulsüberprüfung 24, 106, 128, 129, 139, 140, 158, 159
Pulverlöscher Siehe CO₂-Löscher
Punktion, subxyphoidale 85
Pupillenbeobachtung 23, 25, 50, 56, 57, 172
Pupillenverziehung 68
Puppenaugenphänomen 58

Q

Querschnittslähmung 74, 98, 117, 118

R

Rautek-Griff 75, 119
Reanimation 26, 50, 147, 148, 154, 157, 160 - 162, 171 - 173
Rebound-Effekt 72

Reflexe 50, 54, 57, 58, 71, 116, 118, 144, 158
Reizgasinhalation 168 - 170
Relaxierung 35, 70, 71, 146, 196, 207, 208
Replantation 134, 136
Rettung, »rücksichtslose« 11, 26
Rettungsfolie 49
Rettungskette 9, 17
Rettungsöffnung 11, 16, 20
Rettungsschere 15, 16, 20
Rettungsspreizer 9, 12, 16, 17, 31, 32
Rhythmusstörung 48, 76, 85, 90, 91, 94, 148, 172
Ringer-Laktat-Lösung 30, 42, 43, 66, 143, 144, 154, 157, 166
Rippenfraktur 82, 92, 101, 105, 141
Rückenmarksläsion 26, 47, 48, 116, 118

S

Sauerstoffgabe 29, 50, 54, 70, 92, 100, 145, 153, 15, 159, 168
Säugling, Polytrauma beim 46, 47, 105
Schädelbasisfraktur 35, 56, 61
Schädelhirntrauma 30, 31, 47, 53 - 72, 82, 92, 105, 119, 138, 139, 141, 147, 168
–, offenes 63 - 66
Schädelverletzung 34, 57
Schäden, iatrogene 12, 26
Schaufeltrage 116, 119
Scheibenschneider Siehe »Glas-Master«
Schilddrüsenruptur 73, 80
Schleimhautverbrennungen 167
Schlüsselbeinfraktur 92
Schnappatmung 28, 76
Schneidgerät 21
Schnittwunden 13, 26
Schock 25, 26, 30, 40, 41, 56, 66, 71, 72, 76, 85, 89, 90, 93, 104 - 106, 124, 126, 129, 130, 139, 140, 143, 144, 152, 153, 166, 173, 176
–, hämorrhagischer 144
–, hypovolämischer 54, 59
–, spinaler 118, 119, 144
Schockbekämpfung 30
Schockindex 138, 139
Schocklunge 101
Schutzbekleidung 15
Schwangerschaft 151 - 164
Sedierung 35, 70, 71, 145, 196, 205
Sellik-Handgriff 35, 146, 163
Sichern der Unfallstelle 12, 18
Skalpierungsverletzung 65

Skapulafraktur 91
Sonderfälle 175 - 179
Spannungspneumothorax 25, 28, 29, 38, 82 - 84, 87 - 90, 92, 96, 101, 144, 147, 172
Spontanatmung 35, 71, 76, 163
Stenokardien 76
Sternumfraktur 84, 87, 91
Stichverletzung 175
Stiff-Neck 27, 75, 119
Succinylcholin (Lysthenon®) 70, 146, 208

T

Tachykardie 86, 153, 176, 204
Tanklöschfahrzeug 17, 18, 21, 166
Thermobox 45, 49
Thermoregulationsstörung 46, 47
Thorax 28, 98, 117, 124, 160, 163
–, instabiler 25, 87, 101
–, offener 24, 25
Thoraxdrainage 48, 84, 85, 87, 92, 96, 100
Thoraxtrauma 54, 81 - 101, 141, 147, 172, 175
Thrombozytenaggregation 46
Trachealruptur 79, 84, 99
Trachealverletzung 90, 91
Trapanal® 72
Tubusgröße, Kinder 146
–, Neugeborene 163

U

Überrollen 18
Umfangsmessung 106
Unfallmechanismus 139
Unfallrettung, technische 9 - 21
Unterernährung 46
Unterfahren 18
Unterkieferfraktur 62
Unterkiefertrümmerfraktur 36, 62
Unterkühlung 45, 46 - 51
Unterschenkelamputation 29
Unterschenkelfraktur 26, 126
Unterschenkeltrümmerfraktur 127
Uterus 152, 154, 156
Uterusruptur 152

V

Vakuummatratze 98, 116, 119, 124, 154
Valium® 70, 145, 146

Vena basilica 40
– cava 109, 152, 153
– cephalica 40
– femoralis 41, 42
– jugularis 75
– jugularis externa 40
– jugularis interna 39, 40
– saphena magna 41, 143, 144
– subclavia 40
–-cava-Kompressionssyndrom 152. 154
Venenkollaps 40
Verätzungen 69
Verblutungstod 25, 77, 123
Verbrennungsgrad 167
Verbrennungstod 11
Verbrennungstrauma 165 - 170, 178
Verkeilungen 13, 16, 18, 20
Verletzung, penetrierende 75, 76, 99,
    104, 141, 177
–, perforierende 66, 107, 108
Vitaldiagnostik 23 - 32, 82
Vitalmaßnahmen 26, 27, 32, 34, 55
Volumengabe 30 - 32, 34, 40, 41, 55, 69,
    77, 93, 112, 137, 143, 144, 154, 166,
    172, 176
Volumenmangel 30, 40, 43, 46, 71, 75, 89,
    90, 91, 105, 118, 123, 124, 126, 138,
    156 - 158
Vorhofflimmern 50

W

Wärmekonservierung 46, 49, 151, 156,
    166
Wärmeverlust 46, 47
Wehen, vorzeitige 154
Weichteilverletzung 25, 26, 63, 113,
    126, 140
Wirbelkörpertrümmerfraktur 115, 117,
    118
Wirbelsäulentrauma 72, 82, 97 - 99, 115
    - 119, 154

Z

»Zangengriff« 160
Zervikalstütze *Siehe* Stiff-Neck
Zugang, intraossärer 143, 148
–, intravenöser 26, 31, 39 - 43, 148
–, peripherer 40, 157
–, periphervenöser 143
–, transossärer 43
–, zentralvenöser 143
Zwerchfellruptur 90, 96

Zyanid 168, 169
Zyanose 24, 28, 82 - 84, 89, 101, 140,
    159

Medikamente

Zeichenerklärung

I	Indikation
⸶	Kontraindikation
!	Nebenwirkung
WE	Wirkungseintritt
WD	Wirkungsdauer
PA	Praktische Anwendung

Anmerkung zur Medikamentenliste

Die aufgeführten Medikamente sind die, welche bei der präklinischen Versorgung Verwendung finden. Sie werden im Text nur kurz dargestellt, um im Notfall schnell nachgeschlagen werden zu können. Jedoch entbindet dies den Leser nicht, sich in der einschlägigen Literatur genauer mit der Wirkung bzw. Nebenwirkung vertraut zu machen.

Des weiteren muß betont werden, daß die Kontraindikationen der verschiedenen Medikamente bei vitaler Indikation wie beim Polytrauma häufig eher akademischer Natur sind, da praktisch nie eine Anamnese erhoben werden kann.

Daher muß der Leser im Einzelfall selbst entscheiden, inwieweit die lebensbedrohliche Situation den Einsatz eines bestimmten Medikamentes auch im Zweifelsfall zuläßt.

Adrenalin (Suprarenin®)

1 A á 1 ml = 1 mg (0,1%; 1:1000)

I	Herz-Kreislauf-Stillstand
↯	Hypertonie
	Hyperthyreose
	Schwangerschaft
	bei Reanimation keine Kontraindikation
!	ventrikuläre Extrasystolen
	Mydriasis (bei Reanimation!)

0,5 - 1 mg verdünnt mit 9 ml NaCl 0,9%

über Endotrachealtubus **3fache** Dosis (3 mg)

Wiederholungsdosis alle 5 min

Ajmalin (Gilurytmal®)

1 A á 2 ml = 50 mg
1 A á 10 ml = 50 mg

I	(supra-)ventrikuläre Extrasystolen nach Defibrillation
↯	AV-Block dekompensierte Herzinsuffizienz Bradykardie
!	Blutdruckabfall Kammerflimmern

0,5 - 1 mg/kg KG

Wiederholung nach 30 min

Diazepam (Valium®)

1 A á 2 ml = 10 mg

I	Sedierung
	Muskelrelaxierung
	Krampflösung
⚡	Myasthenia gravis
	Alkoholvergiftung
!	Atemdepression
	Plazentagängigkeit
WE	1 - 2 min
WD	1/4 - 3 Std.

0,1 - 0,2 mg/kg KG

PA   **1 - 2 mg/10 kg KG**

Dobutamin (Dobutrex®)

1 Injektionsflasche = 250 mg

| akute Herz- und Kreislaufinsuffizienz
ϟ idiopathische hypertrophe Subaortenstenose
! Tachykardie
Extrasystolie
Angina pectoris

2 - 10 µg/kg KG/min

max. Dosis 15 µg/kg KG/min

250 mg in 50 ml Lösung (Perfusor)

µg/kg/min		Körpergewicht in kg						
		40	50	60	70	80	90	100
2	ml/min:	0,016	0,020	0,024	0,028	0,032	0,036	0,040
	ml/h:	0,960	1,200	1,440	1,680	1,920	2,160	2,400
4	ml/min:	0,032	0,040	0,048	0,056	0,064	0,072	0,080
	ml/h:	1,920	2,400	2,880	3,360	3,840	4,320	4,800
6	ml/min:	0,048	0,06	0,072	0,084	0,096	0,108	0,120
	ml/h:	2,880	3,60	4,320	5,040	5,760	6,480	7,200
8	ml/min:	0,064	0,080	0,096	0,112	0,128	0,144	0,16
	ml/h:	3,840	4,800	5,760	6,720	7,680	8,640	9,60
10	ml/min:	0,080	0,100	0,120	0,140	0,160	0,180	0,200
	ml/h:	4,800	6,000	7,200	8,400	9,600	10,800	12,000

Quelle: [48]

250 mg auf 250 ml Lösung (Infusomat in ml/h oder Tropfinfusion in Tropfen/min)

µg/kg/min		Körpergewicht in kg						
		40	50	60	70	80	90	100
2	ml/h:	4,8	6	7,2	8,4	9,6	10,8	12
	Trpf/min:	1-2	2	2-3	3	3	3-4	4
4	ml/h:	9,6	12	14,4	16,8	19,2	21,6	24
	Trpf/min:	3	4	5	5-6	6-7	7	8
6	ml/h:	14,4	18	21,6	25,2	28,8	32,4	36
	Trpf/min:	5	6	7	8-9	9-10	11	12
8	ml/h:	19,2	24	28,8	33,6	38,4	43,2	48
	Trpf/min:	6-7	8	9-10	11	13	14-15	16
10	ml/h:	24	30	36	42	48	54	60
	Trpf/min:	8	10	12	14	16	18	20

Quelle: [48]

Dopamin (Dopamin-Fresenius®)

5 ml = 200 mg
5 ml = 50 mg

I   akute Herzinsuffizienz
↯   Tachyarrhythmien
         Phäochromozytom
         akute gastrointestinale Blutung
         (gesteigerter mesenterialer Blutfluß!)
!   Angina-pectoris-Anfall
         Tachykardie
         Herzrhythmusstörung

2 - 10 µg/kg KG/min

z.B. 200 mg Dopamin in 250 ml Infusionslösung (Infusomat in ml/h oder Tropfinfusion in Tropfen/min)

µg/kg/min		Körpergewicht in kg						
		40	50	60	70	80	90	100
2	ml/min:	6	7,5	9	10,5	12	13,5	15
	Trpf/min:	2	2-3	3	3-4	4	4-5	5
4	ml/h:	12	15	18	21	24	27	30
	Trpf/min:	4	5	6	7	8	9	10
6	ml/h:	18	22,5	27	31,5	36	40,5	45
	Trpf/min:	6	7-8	9	10-11	12	13-14	15
8	ml/h:	24	30	36	42	48	54	60
	Trpf/min:	8	10	12	14	16	18	20
10	ml/h:	30	37,5	45	52,5	60	67,5	75
	Trpf/min:	10	12-3	15	17-8	20	22-23	25

Quelle: [48]

oder
100 mg Dopamin in 50 ml Lösung (Perfusor)

µg/kg/min		Körpergewicht in kg						
		40	50	60	70	80	90	100
2	ml/min:	0,04	0,05	0,06	0,07	0,08	0,09	0,10
	ml/h:	2,40	3,00	3,60	4,20	4,80	5,40	6,00
4	ml/min:	0,08	0,10	0,12	0,14	0,16	0,18	0,20
	ml/h:	4,80	6,00	7,20	8,40	9,60	10,80	12,00
6	ml/min:	0,12	0,15	0,18	0,21	0,24	0,27	0,30
	ml/h:	7,20	9,00	10,80	12,60	14,40	16,20	18,00
8	ml/min:	0,16	0,20	0,24	0,28	0,32	0,36	0,40
	ml/h:	9,60	12,00	14,40	16,80	19,20	21,60	24,00
10	ml/min:	0,20	0,25	0,30	0,35	0,40	0,45	0,50
	ml/h:	12,00	15,00	18,00	21,00	24,00	27,00	30,00

Quelle: [48]

Etomidat (Hypnomidate®)

1 A á 10 ml = 20 mg

I	Hypnotikum (keine Analgesie)
!	unwillkürliche Muskelzuckungen (Prophylaxe mit Fentanyl® oder Dormicum®)
	Senkung des Hirndruckes
WE	20 sek
WD	2 - 5 min
	0,15 - 0,3 mg/kg KG
	oder
PA	**2 mg (= 1 ml)/10 kg KG**

Fentanyl (Fentanyl Janssen®)

1 A á 2 ml = 0,1 mg
1 A á 10 ml = 0,5 mg

I	schwere Schmerzzustände
♁	Anästhesie bei Geburt bis zur Abnabelung
!	Atemdepression
	Blutdruckabfall (besonders bei Volumenmangel)
	Bronchokonstriktion
WE	20 - 30 sek
WD	30 min

5 - 10 µg/kg KG
PA   **0,05 - 0,1 mg/10 kg KG**
oder
1 - 2 ml/10 kg KG

Nachinjektion: 1/5 - 1/3 der Initialdosis
0,25 - 0,3 ml/ 10 kg KG

Ketamin (Ketanest®)

1 ml (1%) = 10 mg (1 A á 5 ml)
1 ml (5%) = 50 mg (1 A á 2 ml)

I	starke Schmerzen	
⨍	(Schädel-Hirn-Trauma)	⎫ Die Gabe von Benzodiaze-
	perforierende Augenverletzung	⎬ pinen hebt diese Kontrain-
	Hyperthyreose	⎭ dikationen auf.
	psychiatrische Erkrankung	
	manifeste Herzinsuffizienz	
!	vermehrter Speichelfluß	
	Blutdruck- und Pulsanstieg	
	Bronchodilatation	
	Uteruskontraktion	
	Plazentagängigkeit	
WE	30 sek	
WD	15 min	

0,5 - 1 mg (- 2 mg)/kg KG
PA **1 ml (1%)/10 kg KG**

Nachinjektion: 0,3 - 0,1 mg/kg KG

Lidocain (Xylocain®)

1 A (2%) á 5 ml = 100 mg

	ventrikuläre Extrasystolie
	ventrikuläre Tachykardie
	zur Reanimation
↯	AV-Block
	dekompensierte Herzinsuffizienz
!	Erbrechen
	Bradykardie
	Krämpfe

1 mg/kg KG

Midazolam (Dormicum®)

1 A á 3 ml = 15 mg
1 A á 1 ml = 5 mg

I	Sedierung
	Narkoseeinleitung
	Krampfanfall
↯	Alkohol- und Psychopharmakavergiftung
	Schwangerschaft
!	Atemdepression
WE	3 min
WD	45 min

0,1 - 0,2 mg/kg KG
oder
PA **1 - 2 mg/10 kg KG**

Morphium (Morphium hydrochloricum®)

1 A á 1 ml = 10 mg

I	schwere Schmerzzustände
⚡	Schwangerschaft
!	Atemdepression
	Erbrechen
	Miosis
	Bronchokonstriktion
WE	3 - 5 min
WD	3 - 5 Std.

5 - 10 mg i. v.

Pancuronium (Pancuronium Organon®)

1 A á 2 ml = 4 mg

I	Muskelrelaxierung (nicht depolarisierend!)
⚡	Myasthenia gravis
!	Tachykardie
WE	2 min
WD	30 - 60 min

nach Intubation mit Succinylcholin:

0,05 mg/kg KG

(durchschnittlich 3 - 4 mg)

Nachinjektion: 0,01 mg/kg KG
                  (durchschnittlich 0,7 - 0,8 mg)

Succinylcholin (Lysthenon®)

1 A (1%) á 5 ml = 50 mg; 1 ml = 10 mg

I	zur Intubation (Relaxierung)
↯	perforierende Augenverletzungen (Augeninnendruckanstieg)
	große Quetschwunden (Hyperkaliämie)
	Verbrennungen
!	Histaminfreisetzung (Bronchospasmus)
	Rhythmusstörungen
	nicht plazentagängig
WE	30 sek
WD	5 - 10 min

1 mg/kg KG
oder
PA   **1 ml/10 kg KG**